诊断学学习与实训指导

（供临床医学、口腔医学、中医学、针灸推拿、医学影像技术、
康复治疗技术等专业用）

主　审　王燕秋　昝雪峰

主　编　吴　薇　王红卫

副主编　于明雪　毛钰娇　唐文婷　张祥意

编　者　（以姓氏笔画为序）

于明雪（云南医药健康职业学院）

王红卫（云南医药健康职业学院）

毛钰娇（云南医药健康职业学院）

吴　薇（云南医药健康职业学院）

张祥意（云南医药健康职业学院）

周妍伶（云南医药健康职业学院）

赵建业（云南医药健康职业学院）

钱建民（云南医药健康职业学院）

唐文婷（云南医药健康职业学院）

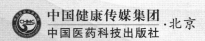
中国健康传媒集团·北京
中国医药科技出版社

内 容 提 要

本教材的主要内容包括：问诊、常见症状、体格检查、实验室检查、影像学检查、心电图检查、诊断方法与病历书写，以专业培养目标为导向，以强化职业技能培养为根本，满足岗位需求和学教需要。以岗位胜任力为导向，"岗、课、赛、证"融通，力求使医学生在理论学习基础上，更好地理解和掌握问诊、体格检查和病历书写的要点和方法，有助于提升医学生的理论和实践知识水平。

本教材主要供三年制高等职业教育院校临床医学、口腔医学、中医学、针灸推拿、医学影像技术、康复治疗技术等专业师生教学使用，以及作为国家执业助理医师资格考试备考用书，也可作为相关专业工作人员参考用书。

图书在版编目（CIP）数据

诊断学学习与实训指导 / 吴薇，王红卫主编 .

北京：中国医药科技出版社，2025. 8. -- ISBN 978-7-5214-5510-6

Ⅰ. R44

中国国家版本馆 CIP 数据核字第 2025D7H694 号

美术编辑　陈君杞

版式设计　友全图文

出版　**中国健康传媒集团**｜中国医药科技出版社

地址　北京市海淀区文慧园北路甲 22 号

邮编　100082

电话　发行：010-62227427　邮购：010-62236938

网址　www.cmstp.com

规格　787 × 1092 mm $^{1}/_{16}$

印张　6 $^{1}/_{2}$

字数　139 千字

版次　2025 年 9 月第 1 版

印次　2025 年 9 月第 1 次印刷

印刷　北京侨友印刷有限公司

经销　全国各地新华书店

书号　ISBN 978-7-5214-5510-6

定价　**39.00 元**

获取新书信息、投稿、为图书纠错，请扫码联系我们。

数字化教材编委会

主　审　王燕秋　昝雪峰

主　编　吴　薇　王红卫

副主编　于明雪　毛钰娇　唐文婷　张祥意

编　者（以姓氏笔画为序）

于明雪（云南医药健康职业学院）

王红卫（云南医药健康职业学院）

毛钰娇（云南医药健康职业学院）

吴　薇（云南医药健康职业学院）

张祥意（云南医药健康职业学院）

周妍伶（云南医药健康职业学院）

赵建业（云南医药健康职业学院）

钱建民（云南医药健康职业学院）

唐文婷（云南医药健康职业学院）

前　言
PREFACE

　　诊断学是医学教育中的核心课程之一，是连接基础医学与临床医学的重要桥梁。它不仅是医学生步入临床实践的起点，更是培养临床思维、掌握疾病诊断基本技能的关键环节。随着医学技术的快速发展和医疗模式的不断革新，诊断学的教学内容与方法也需与时俱进，以满足现代医学教育对实践能力与综合素质的更高要求。

　　为帮助医学生和临床初学者更好地掌握诊断学的基本理论、基本知识、基本技能和临床思维方法，特编写了《诊断学学习与实训指导》。本教材以"理论与实践并重、基础与临床结合、重在临床实践"为宗旨，在系统梳理诊断学核心知识、技能的同时，注重通过典型案例分析和标准化操作流程，强化学生的实践能力和临床决策能力。

　　本教材的特点主要体现在以下两方面。一是内容全面，重点突出：涵盖问诊、体格检查、实验室检查及辅助检查等诊断学核心内容，并针对易混淆知识点和临床常见问题进行了归纳总结，帮助学生掌握规范化的临床操作技巧。二是图表引领，训练思维：每章设有图表或思维导图，使内容一目了然，引导学生逐步建立诊断思维逻辑。

　　本教材主要供三年制高等职业教育院校临床医学、口腔医学、中医学、针灸推拿、医学影像技术、康复治疗技术等专业师生教学使用，也可作为国家执业助理医师资格考试备考学生、住院医师规范化培训及基层医务工作者等相关专业工作人员的参考用书。

　　医学之路漫长而艰辛，诊断学的学习更是需要持之以恒的积累与磨砺。希望本书能成为读者学习道路上的得力助手，帮助大家夯实基础、提升技能，最终成长为一名具备扎实功底和高水平综合素养的合格医者。

　　本书在编写过程中，编者们付出了辛勤的劳动，并参考了权威教材和临床实践指南，力求内容的科学性和实用性，同时得到了云南医药健康职业学院领导的大力支持，在此一并表示感谢。受编者学识水平所限，书中难免存在疏漏之处，恳请广大师生和临床同仁提出宝贵意见，以便再版时修订完善。

编　者

2025 年 6 月

目 录
CONTENTS

第一章 > 问诊

一、学习目标

▶▶ 知识目标

能够复述问诊的主要内容，归纳问诊的方法与技巧，概述问诊的注意事项。

▶▶ 能力目标

能够对患者进行独立的问诊，并结合问诊情况做出正确的初步诊断，具有归纳、提炼及规范记录的能力。

▶▶ 素质目标

能够运用本章所学知识与患者进行良好沟通；具有良好的心理素质和身体素质、良好的人际关系，团队协作能力强；树立严格细致和认真负责的工作态度；关爱生命，尊重患者的价值观、文化习俗、个人信仰和权利，平等、博爱，体现人道主义精神和全心全意为人民健康服务的专业精神。

二、重点与难点

（一）重点

1.问诊的主要内容。

2.问诊的重要性。

（二）难点

1.问诊的方法与技巧。

2.问诊的注意事项。

问　诊

一、问诊的定义

问诊（inquiry）是检查者通过对患者本人或知情者进行全面、系统的询问而获得病史资料的一种诊断方法。

二、问诊的重要意义

问诊是诊治患者的第一步，是医疗过程中最基础也是最重要的环节之一，是必须掌握的基本功。问诊是建立良好医患关系的最重要时机，是为进一步选择其他检查提供线索的重要依据，是明确诊断、制定治疗方案的基础，同时也是现代科学技术、精密仪器先进设备所不能替代的。

三、问诊的内容包括

（一）一般项目

姓名、性别、年龄、籍贯、出生地、民族、婚姻、通信地址、电话号码、工作单位、职业、入院日期、记录日期、病史陈述者及可靠程度等。

（二）主诉

主诉是患者感受最主要的痛苦或最明显的症状和体征。主诉书写时应注意以下要求。

1.书写：主要症状或体征+持续时间（时间用阿拉伯数字标注）。

2.简明扼要，一般不超过20个字。

3.一般包含1～3个核心症状，症状按时间先后顺序或重要性排列。

4.应与现病史和诊断一致。

5.突出四要素：部位、性质、程度、时间。

6.避免使用诊断用语。

例如：反复咳嗽、咳痰、气喘10年，加重伴发热3天。

左乳房无痛性肿块4月余。

（三）现病史

现病史是病史的主体部分，是患者患病后的全过程；即病程发生、发展、演变和诊治经过。内容包括以下几方面。

1.起病情况与患病时间。

2.病因及诱因。

3.主要症状特点：部位、性质、时间、程度、加重与缓解因素等。

4.病情发展与演变。

5.伴随症状与阴性症状。

6.诊治经过：既往检查结果；诊断结论；药名、剂量、疗程及疗效等。

7.一般情况：精神状态、睡眠、食欲、体重变化及大小便情况等。

现举例如下。

主诉：全身皮肤散在瘀点2天。

现病史：患者2天前无明显诱因出现全身皮肤散在瘀点，以四肢为甚，伴有牙龈出血，无血便、血尿及呕血，无畏寒、发热，无头晕、乏力，未就诊及治疗。今天仍有新鲜瘀点出现，为进一步诊治收住院。发病以来，食欲、睡眠正常，大、小便未见异常。

（四）既往史（过去史）

即既往健康情况，包括曾患疾病、传染病史，外伤手术史，预防接种史，过敏史（药物过敏史用红笔记录）用药史，输血史等；须特别注意与目前所患疾病有密切关系的情况。

（五）系统回顾

一般采用直接提问的方式，用以作为最后一遍搜集病史资料，避免问诊过程中患者或检查者所忽略或遗漏的内容。

包括呼吸系统、循环系统、消化系统、泌尿系统、血液系统、运动系统、神经精神系统、内分泌及代谢系统。

（六）个人史

一般生活史（社会经历）：包括出生、居留、教育、爱好等；职业、工作条件；习惯与嗜好；有无冶游史。

例如：生于原籍，无外地久居史，无疫区旅居史，无烟酒嗜好。

（七）婚姻史

记述未婚、已婚、离异或再婚等，结（再）婚年龄，配偶健康状况、性生活情况、夫妻关系等。如已丧偶，应询问其死亡时间和原因。

例如：24岁结婚，育有一子一女，配偶及子女均健康。

（八）月经史

包括初潮年龄、月经周期、经期天数、末次月经日期（LMP）或绝经年龄，经血的量及颜色，有无痛经及白带情况等。

记录格式为：初潮年龄 $\dfrac{经期（天数）}{月经周期（天数）}$ 末次月经时间（或绝经年龄）。

例如：$13\ \dfrac{3-5}{20-30}$ ——2024.2.17，量色正常，无血块及痛经史，少量白带，无异常气味。

（九）生育史

记述初孕年龄、妊娠与生育次数，流产、早产、死产次数，有无难产、手术产、产褥感染，计划生育、避孕措施等情况。生育史记录通常采用国际通用的TPAL格式，即按足月产（term births）、早产（premature births）、流产（abortions）、存活子女数

（living children）的顺序记录。记录格式：采用4个阿拉伯数字按顺序排列，例如，足月产1次、无早产、流产1次、现存子女1人，记录为 1~0~1~1。简写方式：临床常用G（gravidity）和P（parity）两个术语简写，G表示怀孕次数，P表示分娩次数，例如，怀孕2次且实际分娩1次，可简写为G2P1。

例如：G1P1，足月顺产，妊娠及分娩无明显心悸、气促等病史。

（十）家族史

记录直系亲属如双亲、兄弟姐妹及子女健康情况；是否有同类疾病、遗传性疾病等。

例如：父于1998年因脑血管病去世，母亲健在；兄、姐及女儿均健康，无家族性遗传性病史。

四、问诊的方法与技巧

1.从礼节的交谈开始，改善生疏局面。

2.由主诉开始，逐步深入，有目的、有顺序地开展。

3.避免暗示性或诱导性的提问和追问，避免连问、责问等。例如，你没有恶心，是吗（诱问）？你为什么要暴饮暴食（责问）？饭后痛得怎么样？和饭前不同吗？是锐痛，还是钝痛（连问）？

4.避免重复提问，问话要有系统性、目的性、必要性。

5.避免使用特定的医学术语。如里急后重等。

6.注意核实患者陈述中有疑问的情况。

7.注重仪表、礼节、态度、举止。

8.保密性医疗制度。

五、问诊的注意事项

1.首先要有高度的同情心、责任感，态度和蔼、庄重、体贴、耐心。

2.语言通俗易懂，避免用医学术语；有层次、有目的、顺序地询问。

3.注意听取患者叙述，对俗语、方言要细心领会含义，记录时应用医学术语。

4.患者提出的病名、治疗用药记录时应冠以引号；其他单位的医疗证明或病情介绍可供参考。

5.患者问到的一些问题，检查者不清楚或不懂时，不能随便应付、不懂装懂。

6.有关患者的隐私应为其保密，这是检查者的职业道德。

测试练习

1.以下主诉的描述，不正确的是（　　）

　　A.腹痛3天　　　　　　　B.下肢水肿2个月　　　　　　C.头痛1天

　　D.头晕2小时　　　　　　E.心绞痛2天

2.个人史不应询问（　　）

　　A.社会经历　　　　　　B.职业及工作条件　　　C.习惯与嗜好

　　D.冶游史　　　　　　　E.月经史

3.支气管哮喘患者既往对花粉过敏的病史应写入（　　）

　　A.现病史　　　　　　　B.既往史　　　　　　　C.个人史

　　D.婚育史　　　　　　　E.家族史

书网融合……

答案解析

第二章 >> 常见症状

一、学习目标

▶▶ **知识目标**

能说出各种常见症状的概念、病因、临床表现及伴随症状，能复述咯血与呕血的鉴别、心源性水肿与肾源性水肿的鉴别、心绞痛与心肌梗死的鉴别、心源性哮喘与支气管哮喘的鉴别、三种黄疸的鉴别等，能理解常见症状的发生机制。

▶▶ **能力目标**

能够对常见症状进行独立的问诊，具有对常见症状进行识别判断和鉴别诊断的能力。

▶▶ **素质目标**

具有以人为本、严谨负责的工作态度，以及团队协作的能力；具有良好的沟通能力和良好的临床思维习惯；养成良好的医德素质。

二、重点与难点

（一）重点

1.各种常见症状的概念、病因、临床表现及伴随症状。

2.咯血与呕血的鉴别、心源性水肿与肾源性水肿的鉴别、心绞痛与心肌梗死的鉴别、心源性哮喘与支气管哮喘的鉴别、三种黄疸的鉴别等。

（二）难点

1.常见症状的发生机制。

2.咯血与呕血的鉴别、心源性水肿与肾源性水肿的鉴别、心绞痛与心肌梗死的鉴别、心源性哮喘与支气管哮喘的鉴别、三种黄疸的鉴别等。

第一节 发 热

一、定义

发热（fever）是机体在致热原作用下或各种原因引起体温调节中枢功能异常时，体温升高超出正常范围。

二、病因

发热病因分类见图2-1-1。

感染性发热（95%）：细菌、病毒、真菌、寄生虫等感染所致

非感染性发热（5%）：无菌性坏死物质吸收、变态反应
内分泌与代谢障碍性疾病、体温调节中枢功能失常
皮肤散热减少、自主神经功能紊乱

图 2-1-1 发热病因分类

三、发生机制

（一）致热原性发热

致热原性发热的发生机制见图2-1-2。

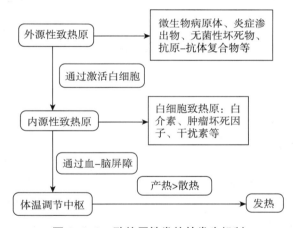

图 2-1-2 致热原性发热的发生机制

（二）非致热原性发热

非致热原性发热常见于以下情况。

1.体温调节中枢直接受损，如颅脑外伤、脑出血、中暑等。

2.引起产热过多的疾病，如剧烈运动、甲状腺功能亢进症等。

3.引起散热减少的疾病，如大面积烧伤等。

四、临床表现

（一）发热的程度

发热程度的分类见表2-1-1。

表 2-1-1　发热程度分类

低热	中等度热	高热	超高热
37.3~38℃	38.1~39℃	39.1~41℃	41℃以上

（二）热型

常见热型及对应疾病见表2-1-2。

表 2-1-2　热型及常见疾病

	体温曲线	常见疾病
稽留热	持续于39~40℃以上，达数日或数周，24小时波动范围不超过1℃	肺炎球菌肺炎、伤寒（发热不伴寒战）
弛张热	体温在39℃以上，但波动幅度大，24小时内体温差达2℃以上，最低时一般仍高于正常水平	败血症、风湿热、重症肺结核、化脓性炎症
间歇热	高热期与无热期交替出现，体温波动幅度可达数度，无热期（间歇期）可持续1日至数日，反复发作	疟疾、急性肾盂肾炎
回归热	体温骤然升至39℃以上，持续数日后又骤然下降至正常水平，高热期与无热期各持续若干日后即有规律地交替一次	回归热、霍奇金病
波状热	体温逐渐升高达39℃或以上，数天后逐渐下降至正常水平，数天后再逐渐升高，如此反复多次	布鲁氏菌病
不规则热	无一定规律	流行性感冒、支气管肺炎、风湿热、长期应用解热镇痛药物、抗生素的使用等

五、伴随症状

常见发热疾病伴随症状见表2-1-3。

表 2-1-3　常见发热疾病伴随症状

伴随症状	常见疾病
伴寒战	肺炎球菌肺炎、败血症、急性肾盂肾炎等
伴结膜充血	麻疹、流行性出血热等
伴口唇单纯疱疹	急性发热性疾病，如肺炎球菌性肺炎等
伴淋巴结肿大	风疹、白血病等
伴出血	败血症、重症肝炎、流行性出血热等
伴皮疹	水痘、麻疹、猩红热、伤寒等
伴昏迷	先昏迷后发热见于脑出血、巴比妥类药物中毒等；先发热后昏迷见于流行性乙型脑炎、流行性脑脊髓膜炎、中毒性菌痢等

测试练习

1.长期不明原因中高热且有恶病质表现见于（　　）

　　A.肺炎　　　　　　　　B.病毒性肝炎　　　　　　　C.甲状腺功能亢进症

　　D.恶性肿瘤　　　　　　E.变态反应性炎症

2.患者发热伴口周单纯疱疹常见于（　　）

　　A.大叶性肺炎　　　　　B.风疹　　　　　　　　　　C.甲状腺功能亢进症

　　D.结核　　　　　　　　E.伤寒

3.发热最常见的病因是（　　）

　　A.休克　　　　　　　　B.中毒　　　　　　　　　　C.风湿热

　　D.感染　　　　　　　　E.皮肤鱼鳞病

4.发热最常见的病因是_____。

5.体温每升高1℃时，脉搏会加快_____次/分。

6.霍奇金病患者可出现的热型是_____。

第二节　咳嗽与咳痰

一、定义

咳嗽（cough）是一种保护性反射动作，机体可借咳嗽将呼吸道内有害分泌物及其他异物排出体外。呼吸道内的异物、分泌物、渗出物及坏死组织混合成痰，随咳嗽动作排出，称咳痰（expectoration）。咳痰是一种病态现象。

二、病因

呼吸系统疾病、胸膜疾病、心血管疾病、中枢神经作用、药物副作用等。

三、临床表现

（一）咳嗽的性质

咳嗽根据有无痰液分为干性咳嗽（无痰或少痰）和湿性咳嗽（有痰）。

（二）咳嗽的音色

详见图2-2-1。

$$\text{咳嗽的音色} \begin{cases} \text{金属调样：支气管肺癌、纵膈肿瘤等压迫气管} \\ \text{犬吠样：喉头水肿或气管异物} \\ \text{阵发性痉咳伴鸡鸣样回声：百日咳} \end{cases}$$

图 2-2-1 咳嗽的音色

（三）痰的性质

常见咳痰疾病痰的性质见表2-2-1。

表 2-2-1 常见咳痰疾病痰的性质

痰液性质	常见疾病
铁锈色痰	肺炎球菌肺炎
砖红色胶冻样痰	克雷伯杆菌肺炎
翠绿色或黄绿色脓痰	铜绿假单胞菌肺炎
黄色或金黄色脓痰	金黄色葡萄球菌肺炎
恶臭痰	厌氧菌感染
大量脓臭痰（静置后分三层，上层为泡沫，中层为浆液性浓痰，下层为坏死组织沉淀物）	支气管扩张、肺脓肿
痰液黏稠不易咳出，呈拉丝状	真菌感染
粉红色泡沫样痰	急性肺水肿
大量泡沫样痰	支气管肺泡癌

三、伴随症状

常见咳痰疾病伴随症状见表2-2-2。

表 2-2-2 常见咳痰疾病伴随症状

伴随症状	常见疾病
咳嗽伴发热	常见于感染，如各类型肺炎、肺脓肿等
咳嗽伴胸痛及呼吸困难	常见于胸膜炎、自发性气胸等
咳嗽伴哮鸣音	常见于支气管哮喘、气管异物等
咳嗽伴发绀	常见于重症心肺疾病等
咳嗽伴杵状指及咯血	常见于支气管扩张、肺脓肿等

测试练习

1.咳粉红色泡沫样痰的疾病常见于（　　）

　　A.急性咽炎　　　　　　　B.肺吸虫病　　　　　　　　C.支气管扩张

　　D.大叶性肺炎　　　　　　E.急性肺水肿

2.咳嗽呈阵发性痉咳伴鸡鸣样回声音见于（　）

    A.气胸　　　　　　　　B.肺吸虫病　　　　　　　C.喉头水肿

    D.百日咳　　　　　　　E.癔症

3.长期咳白色黏痰的疾病常见于（　）

    A.慢性支气管炎　　　　B.肺吸虫病　　　　　　　C.急性肺水肿

    D.大叶性肺炎　　　　　E.肺栓塞

4.干性咳嗽常见于（　）

    A.大叶性肺炎　　　　　B.慢性支气管炎　　　　　C.空洞型肺结核

    D.支气管扩张　　　　　E.慢性肺间质变

5.患儿咳嗽连声，持续1月余，每日阵咳10余次，日轻夜重，咳剧时伴有深吸气样鸡鸣声，甚则呕吐痰涎乳食。此患者的诊断是（　）

    A.病毒性肺炎　　　　　B.肺炎球菌肺炎　　　　　C.百日咳

    D.慢性支气管炎　　　　E.急性支气管炎

6.患者咳嗽，咳砖红色胶冻样痰，提示_____。

第三节　咯　血

一、定义

咯血（hemoptysis）是指喉及喉以下的呼吸道及肺部的出血，经口腔排出。骤发大咯血从口鼻涌出，常阻塞呼吸道，可引起窒息死亡或休克。我国咯血最常见的病因是肺结核。

二、临床表现

常见咯血疾病临床表现见表2-3-1。

表 2-3-1　常见咯血疾病临床表现

咯血的量及年龄	常见疾病
大量咯血（一次300ml以上或者一日达500ml）	空洞型肺结核、支气管扩张和肺脓肿
中等量以上（100～500ml/d）、青壮年咯血	二尖瓣狭窄
少量咯血（＜100ml/d）	支气管肺癌等
青壮年咯血伴乏力、盗汗	肺结核等
儿童慢性咳嗽伴少量咯血与低色素贫血	特发性含铁血黄素沉着症
40岁以上有长期吸烟史	支气管肺癌

三、咯血与呕血的鉴别

咯血与呕血的鉴别见表2-3-2。

表2-3-2   咯血与呕血的鉴别

	咯血	呕血
病因	肺结核、肺癌、支扩、肺炎、肺脓肿、心脏病	消化性溃疡、肝硬化、出血性胃炎、胃癌
出血前症状	喉部痒感、胸闷、咳嗽等	上腹部不适、恶心、呕吐等
血色	鲜红色	棕色或暗红色，偶鲜红色
血中混有物	痰、泡沫	食物残渣、胃液
酸碱反应	碱性	酸性
黑便	一般无，咽下血液可有	有，呕血停止后持续数日

测试练习

1.咯血指的是（   ）

  A.自喉以下气道出血从口腔排出   B.鼻出血从口腔排出

  C.咽出血从口腔排出   D.口腔出血从口腔排出

  E.消化道出血从口腔排出

2.我国咯血最常见的病因为（   ）

  A.血友病   B.百日咳   C.支气管扩张

  D.肺结核   E.肺癌

3.老年男性常年吸烟，近来咯血，该患者咯血最可能的病因是（   ）

  A.血友病   B.百日咳   C.支气管扩张

  D.肺结核   E.支气管肺癌

4.下列不属于咯血特点的是（   ）

  A.常有咳嗽表现   B.多为鲜红色   C.多含气泡

  D.含食物残渣   E.痰中带血、无黑便

第四节   呼吸困难

一、定义

患者主观上感觉空气不足，客观上表现为呼吸费力并伴有呼吸频率、节律和深度的改变，称为呼吸困难（dyspnea）。

二、病因、分类、发生机制、临床表现

（一）肺源性呼吸困难

肺源性呼吸困难及常见疾病见表2-4-1。

表2-4-1　肺源性呼吸困难及常见疾病

鉴别要点	呼吸困难		
	吸气性呼吸困难	呼气性呼吸困难	混合性呼吸困难
病因及发生机制	喉、气管、大支气管的狭窄与梗阻，如气管异物、喉头水肿	小气道狭窄或堵塞，肺泡弹性下降，如支气管哮喘、喘息型慢性支气管炎、慢性阻塞性肺气肿	呼吸面积减少，如重症肺炎、重症肺结核、大面积肺不张、大量胸腔积液和气胸
临床表现	吸气明显费力，三凹征	呼气费力，常伴有哮鸣音	吸气与呼气均感费力，呼吸增快，深度变浅

（二）心源性呼吸困难

心源性呼吸困难常见于左心衰竭，其常见特点如下。

1.劳力性呼吸困难。

2.夜间阵发性呼吸困难——心源性哮喘。

3.端坐呼吸。

心源性哮喘与支气管哮喘的鉴别见表2-4-2。

表2-4-2　心源性哮喘与支气管哮喘的鉴别

鉴别要点	支气管哮喘	心源性哮喘
发病年龄	青少年多见	中老年多见
病史	有家族史及过敏史	有心脏病病史
诱因	多发生于接触过敏原以后	多见于劳累、激动或感染后
症状	多在固定季节发病，呼气性呼吸困难，缓解期无症状	常在夜间熟睡时突然憋醒，呼吸浅速，坐位减轻
体征	以哮鸣音为主	双肺底湿啰音
处理	支气管扩张剂	强心剂、血管扩张剂

注：当两者难以鉴别时，可先予以氨茶碱缓解症状。

（三）中毒性呼吸困难

1.代谢性酸中毒时呼吸深大而规则，称库斯莫尔（Kussmaul）呼吸，亦称酸中毒大呼吸，常见于尿毒症、糖尿病酮症酸中毒。

2.药物及毒物如吗啡、巴比妥类、有机磷农药等中毒时，致呼吸减慢，也可呈潮式呼吸或间停呼吸。

（四）中枢性呼吸困难

中枢性呼吸困难的特点是慢而深，常伴呼吸节律的改变。

（五）癔症性呼吸困难

癔症性呼吸困难的特点是呈发作性，呼吸频速和表浅，常因换气过度而发生呼吸性碱中毒，出现口周、肢体麻木和手足搐搦。经暗示疗法，可使呼吸困难减轻或消失。

（六）血源性呼吸困难

血源性呼吸困难的特点是快而深。

测试练习

1.成年女性，经常自觉呼吸困难、咽痛、用力咳嗽，经检查未发现任何病变，怀疑此患者为（   ）

    A.慢性支气管炎继发感染   B.肺吸虫病   C.支气管扩张
    D.肺脓肿   E.癔症

2.某患者体形瘦高，扛重物上楼时突然出现胸痛伴逐渐加重的呼吸困难，最可能的疾病是（   ）

    A.急性支气管炎   B.肺癌   C.急性胸膜炎
    D.自发性气胸   E.心绞痛

3.体检时发现患者呼吸深而规则，伴有鼾声。此种呼吸为（   ）

    A.抑制性呼吸   B. Kussmaul 呼吸   C. Cheyne–Stoke 呼吸
    D. Biots 呼吸   E.叹息样呼吸

4.左心衰竭最早出现的呼吸困难是（   ）

    A.劳力性呼吸困难   B.夜间阵发性呼吸困难
    C.端坐呼吸   D.心源性哮喘
    E.咯粉红色泡沫痰

第五节 胸 痛

一、临床表现

（一）胸痛的部位

不同部位胸痛常见疾病见表2–5–1。

表 2-5-1　常见疾病胸痛部位

常见疾病	疼痛部位
带状疱疹	沿一侧肋间神经分布，且不超过体表正中线
非化脓性肋软骨炎	第1、2肋软骨处
心绞痛与急性心肌梗死	胸骨后或心前区
自发性气胸、急性胸膜炎和肺梗死	患侧的腋前线及腋中线附近

（二）胸痛的性质

不同疾病胸痛性质见表2-5-2。

表 2-5-2　不同疾病胸痛性质

疾病	疼痛性质
带状疱疹	阵发性的灼痛或刺痛或呈刀割样痛
肌痛	酸痛
骨痛	刺痛
食管炎	灼痛或灼热感
心绞痛	压榨样痛，可伴有窒息感
心肌梗死	疼痛较心绞痛更为剧烈，并有恐惧、濒死感
干性胸膜炎	尖锐刺痛或撕裂痛，伴呼吸时加重，屏气时减轻或消失
肺梗死	突然剧烈刺痛或绞痛，常伴有呼吸困难、咯血与发绀
夹层动脉瘤	突然发生腰背部撕裂样剧痛

（三）胸痛持续时间

1.心绞痛：发作时间短暂，1~5分钟，一般不超过15分钟。

2.心肌梗死：疼痛持续时间长且不易缓解，常超过15分钟，可达数小时或更长。

（四）胸痛的诱因与缓解因素

1.心绞痛常因劳累、寒冷、饱食、体力活动或精神紧张而诱发，休息或舌下含服硝酸甘油可迅速缓解；而舌下含服硝酸甘油对心肌梗死的胸痛则效果不佳。

2.心脏神经症的胸痛在体力活动后反而减轻。

3.反流性食管炎引起的胸骨后烧灼痛，在服用抗酸剂后可减轻或消失。

（五）心绞痛与心肌梗死的鉴别

心绞痛与心肌梗死的鉴别见表2-5-3。

表 2-5-3　心绞痛与心肌梗死的鉴别

鉴别要点	心绞痛	心肌梗死
诱因	体力劳动、情绪紧张、寒冷、饱餐、吸烟等	常无明显诱因，发病前可有频繁发作的心绞痛
疼痛的性质	压榨性疼痛	性质相同，程度更重，常伴有濒死感

续表

鉴别要点	心绞痛	心肌梗死
持续时间	3～5分钟，一般不超过15分钟	可数小时或更长
缓解方式	休息或舌下含服硝酸甘油	注射吗啡

注: 做题时一般描述"患者心前区疼痛，舌下含服硝酸甘油无效"则提示心肌梗死。
疼痛的程度与病情轻重不成正比。

测试练习

1.胸骨后烧灼样疼痛常考虑何种疾患（　　）

    A.胸骨骨折　　　　　　B.乳腺脓肿　　　　　　C.肋间神经炎

    D.食管炎　　　　　　　E.带状疱疹

2.患者，男，28岁。主诉胸痛，体检发现胸廓沿肋骨走行的条带状疱疹，周围红晕，考虑患者可能为（　　）

    A.胸骨骨折　　　　　　B.乳腺脓肿　　　　　　C.带状疱疹

    D.心肌梗死　　　　　　E.食管炎

3.患者，女，63岁。活动后心前区呈压榨样疼痛，伴有窒息感，疼痛持续一个半小时，含服硝酸甘油后症状不缓解，考虑患者为（　　）

    A.胸骨骨折　　　　　　B.乳腺脓肿　　　　　　C.心绞痛

    D.心肌梗死　　　　　　E.食管炎

4.患者，女，56岁，因活动后心前区呈压榨样疼痛，伴有窒息感，疼痛持续3分钟左右，含服硝酸甘油后缓解，考虑患者为（　　）

    A.胸骨骨折　　　　　　B.乳腺脓肿　　　　　　C.心绞痛

    D.心肌梗死　　　　　　E.食管炎

5.胸痛伴吞咽困难的疾病是（　　）

    A.肋间神经痛　　　　　B.食管癌　　　　　　　C.肺炎

    D.带状疱疹　　　　　　E.气胸

6.下列说法错误的是（　　）

    A.心绞痛和急性心肌梗死疼痛的部位和性质相同

    B.急性心肌梗死疼痛时间比心绞痛长

    C.急性心肌梗死可通过舌下含服硝酸甘油来缓解

    D.心绞痛持续时间一般不超过15分钟

    E.心绞痛发作一般有明显诱因，心肌梗死安静状态下也可发生

第六节　腹　痛

一、临床表现

（一）既往史及年龄

1.反复发作的节律性上腹痛病史，提示消化性溃疡。

2.儿童腹痛，常见于肠道蛔虫症及肠套叠。

3.青壮年腹痛，常见于消化性溃疡、阑尾炎。

4.中老年人腹痛，常见于恶性肿瘤。

（二）腹痛部位

一般腹痛部位多为病变所在部位。不同腹痛部位常见疾病见表2-6-1。

表 2-6-1　不同腹痛部位常见疾病

疼痛部位	常见疾病
中上腹部	胃、十二指肠疾病、急性胰腺炎
右上腹部麦氏点	肝脓肿、胆石症、胆囊炎
右下腹部	急性阑尾炎
左下腹部或下腹部	结肠疾病、膀胱炎、盆腔炎、异位妊娠破裂
脐部或脐周	小肠疾病
全腹痛	空腔脏器穿孔后引起急性弥漫性腹膜炎
弥漫性或不定位性疼痛	结核性腹膜炎、腹膜转移癌、腹膜粘连、结缔组织病
牵涉性腹痛	肺炎、心肌梗死

（三）腹痛的性质与程度

常见疾病腹痛性质与程度见表2-6-2。

表 2-6-2　常见疾病腹痛性质与程度

腹痛性质和程度	常见疾病
慢性（病史较长）、周期性（发作与自发缓解交替，秋冬、冬春之交发病）、节律性中上腹隐痛或灼痛	消化性溃疡 胃溃疡：餐后半小时痛，下次餐前缓解，节律为进食-疼痛-缓解 十二指肠溃疡：空腹痛、饥饿痛或夜间痛，进食后缓解，节律为疼痛-进食-缓解
消化性溃疡突然呈剧烈的刀割样、烧灼样持续性疼痛	并发急性穿孔
消化性溃疡患者，胀痛，呕吐，呕吐后腹痛减轻或缓解	并发幽门梗阻
阵发性绞痛，较剧烈，患者常呻吟不已，辗转不安	胆石症、泌尿道结石
剑突下钻顶样痛	胆道蛔虫症

续表

腹痛性质和程度	常见疾病
暴力引起剧痛伴有休克	肝、脾破裂，异位妊娠破裂
持续性、广泛性剧烈腹痛伴腹肌紧张或板状腹	急性弥漫性腹膜炎
转移性右下腹痛	急性阑尾炎

（四）诱发、加重或缓解腹痛的因素

1.胆囊炎或胆石症发作前，常有进食油腻食物史。

2.急性胰腺炎发作前，常有暴饮暴食、酗酒史。

3.腹痛经服碱性药缓解者，提示十二指肠溃疡。

4.肠炎引起的腹痛，排便后减轻；肠梗阻引起的腹痛，呕吐或排气后缓解。

5.胆道蛔虫症，常有进食生冷、辛辣刺激食物史。

二、伴随症状

常见腹痛疾病伴随症状见表2-6-3。

表 2-6-3　常见腹痛疾病伴随症状

伴随症状	常见疾病
伴寒战、高热	急性炎症或化脓性病变，如急性化脓性胆管炎、肝脓肿、腹腔脏器脓肿等
伴血尿	泌尿系统疾病（如尿路结石）等
伴休克	急性腹腔内出血、急性胃肠穿孔、急性心肌梗死、中毒性菌痢等
伴呕吐、腹胀、停止排便排气	胃肠梗阻等
伴腹泻	肠道炎症、吸收不良，亦见于慢性胰腺及肝脏疾病等

测试练习

1.患者出现转移性右下腹痛，考虑的疾病有（　　）

　　A.胃炎　　　　　　　　　　　　B.胃癌

　　C.胆囊炎　　　　　　　　　　　D.急性阑尾炎

　　E.十二指肠溃疡

2.患者反复出现上腹部规律性疼痛，应考虑的疾病有（　　）

　　A.肺炎　　　　　　　　　　　　B.胃癌

　　C.胆囊炎　　　　　　　　　　　D.阑尾炎

　　E.十二指肠溃疡

3.患者，女，52岁，近日来腹胀、腹痛，排气排便停止，呕吐，呕吐物有粪臭味，考虑为（　　）

　　A.胃炎　　　　　　　　　　　　B.食管炎

C.胃癌　　　　　　　　　　　　D.带状疱疹

E.肠梗阻

4.患者右上腹痛常由进食油腻食物诱发，应考虑的疾病有（　　）

A.肺炎　　　　　　　　　　　　B.胆囊炎

C.胃溃疡穿孔　　　　　　　　　D.阑尾炎

E.十二指肠溃疡

5.患者，女，26岁，停经一月余，突发腹痛，伴阴道大出血，阴道后穹隆积液，应考虑的疾病有（　　）

A.输尿管结石　　　　　　　　　B.胆道蛔虫症

C.胃溃疡穿孔　　　　　　　　　D.异位妊娠破裂

E.十二指肠溃疡

第七节　发　绀

一、定义

发绀（cyanosis）又称紫绀，是指血液中还原血红蛋白（未氧合的血红蛋白）增多，使皮肤、黏膜呈现青紫色的一种临床表现。导致发绀发生最直接的原因是毛细血管内还原血红蛋白含量超过50g/L。发绀常见于口唇、鼻尖、耳垂、甲床、颊部等毛细血管丰富且皮肤较薄的部位。

发绀是机体缺氧的重要表现，但严重贫血患者即使存在缺氧，因血红蛋白总量过低、还原血红蛋白绝对值不足50g/L，可能不出现发绀；而高铁血红蛋白血症等特殊情况，也可能导致发绀。

二、病因、分类、发生机制及临床表现

根据引起发绀的原因，可将发绀分为两大类：血液中还原血红蛋白增加（真性发绀）和血液中存在一场血红蛋白衍生物。真性发绀又分为中心性发绀 周围性发绀和混合性发绀。

（一）中心性发绀与周围性发绀的鉴别

中心性发绀与周围性发绀的鉴别见表2-7-1。

表 2-7-1　中心性发绀与周围性发绀的鉴别

区别点	中心性发绀		周围性发绀	
好发部位	全身，但不累及颜面部和四肢		肢体末端和下垂部位	
受累皮肤温度	温暖		寒冷，转暖后发绀可消退	
分类	肺性发绀	心性混合性发绀	淤血性发绀	缺血性发绀
发生机制	呼吸功能障碍、肺氧合作用不足	部分静脉血由于存在异常通道分流，未经肺氧合即与体循环动脉血混合	周围循环血流障碍	
常见疾病	气道阻塞、肺炎、慢性阻塞性肺疾病、肺栓塞、急性呼吸窘迫综合征等	发绀型先天性心脏病，如法洛四联症、艾森门格综合征等	右心衰竭、缩窄性心包炎、血栓性静脉炎等	严重休克、血栓闭塞性脉管炎、雷诺病等

（二）血液中存在异常血红蛋白衍生物

1.高铁血红蛋白血症　发生机制为血红蛋白分子中$Fe^{2+}\rightarrow Fe^{3+}$，失去与氧结合能力。可见于亚硝酸盐中毒等，需静脉注射亚甲蓝或大剂量维生素C改善发绀。

2.硫化血红蛋白血症　血液呈蓝褐色，可见于含硫药物的使用等。

三、伴随症状

常见发绀疾病伴随症状见表2-7-2。

表 2-7-2　常见发绀疾病伴随症状

伴随症状	常见疾病
伴呼吸困难	常见于严重的心肺疾病，高铁血红蛋白血症虽有发绀但无呼吸困难
伴杵状指（趾）	提示病程较长，如发绀型先天性心脏病、肺癌、支气管扩张症、肺脓肿
伴意识障碍及衰竭	见于药物或化学物质中毒、休克

测试练习

1.下列哪项不属于导致中心性发绀的疾病（　　）

A.肺脓肿　　　　B.气胸　　　　C.静脉淤血

D.法洛四联症　　E.喉头水肿

2.周围性发绀最常见的病因是（　　）

A.肺癌　　　　B.气胸　　　　C.右心衰竭

D.癔症　　　　E.喉头水肿

3.患者自幼出现发绀表现，且有先天性心功能不全，患者可能为何种疾病（　　）

A.肝炎　　　　B.高铁血红蛋白血症

C.法洛四联症　　　　　D.硫化血红蛋白血症

E.胆囊炎

4.发绀是指毛细血管中还原血红蛋白超过_____g/L。

5.发绀持续时间长，血液呈蓝褐色，分光镜检查有硫化血红蛋白存在，考虑可能为_____。

第八节　恶心与呕吐

恶心（nausea）常发生于呕吐（vomiting）前，但也可以仅有恶心而无呕吐，或仅有呕吐而无恶心。

一、病因

（一）反射性呕吐

1.胃肠病变　其中胃源性呕吐的特点是常与进食有关，常伴有恶心先兆，呕吐后感觉轻松。

2.肝、胆、胰与腹膜病变　常有恶心先兆，呕吐后不觉轻松。

（二）中枢性呕吐

颅内高压呕吐的特点是呈喷射状，常无恶心先兆，吐后不感轻松。

二、临床表现

常见疾病呕吐物的特点见表2-8-1。

表 2-8-1　常见疾病呕吐物的特点

呕吐物的特点	常见疾病
呕吐物为咖啡渣样	上消化道出血
隔餐或隔日食物，并含腐酵气味	幽门梗阻
呕吐物有粪臭味	低位肠梗阻
有蛔虫	胆道蛔虫、肠道蛔虫
餐后呕吐，集体发病	食物中毒
晨起呕吐	早孕、尿毒症

三、伴随症状

常见呕吐疾病伴随症状见表2-8-2。

表 2-8-2　常见呕吐疾病伴随症状

伴随症状	常见疾病
伴剧烈头痛	颅内高压、青光眼
伴听力障碍、眩晕及眼球震颤	前庭器官疾病
伴贫血、水肿、蛋白尿	肾功能不全
伴腹痛、腹泻	急性胃肠炎、食物中毒
伴腹泻米泔水样便	霍乱

测试练习

1.患者，女，28岁，已婚，今晨感恶心，呕吐，先前无任何疾病和未进食不洁食物，应考虑（　　）

 A.碱中毒　　　　　B.胆道蛔虫症　　　　C.胃炎

 D.梅尼埃病　　　　E.妊娠呕吐

2.下列引起呕吐无恶心先兆，呈喷射样的是（　　）

 A.碱中毒　　　　　B.咽炎　　　　　　　C.胃炎

 D.阑尾炎　　　　　E.颅内压增高症

3.患者腹痛、腹胀、呕吐，呕吐物为小肠上段内容物，有粪臭味，见于（　　）

 A.十二指肠溃疡　　B.幽门梗阻　　　　　C.胰腺炎

 D.肠梗阻　　　　　E.食物中毒

4.患者有恶心先兆，吐后不感轻松，常见于（　　）

 A.胃炎　　　　　　B.急性胆囊炎　　　　C.胃溃疡

 D.胃癌　　　　　　E.十二指肠溃疡

5.患者呕吐，并伴有眩晕、耳鸣，常见于（　　）

 A.肠梗阻　　　　　B.急性胆囊炎　　　　C.前庭功能障碍

 D.颅内高压　　　　E.胃炎

第九节　呕血与便血

一、定义

呕血（hematemesis）指上消化道出血后，血液经口腔呕出。上消化道是十二指肠悬韧带（Treitz韧带，屈氏韧带）以上的消化道，包括食管、胃、十二指肠、胃空肠吻合术后的空肠上段及胆道。

便血（hematochezia）指消化道（包括上、下消化道）出血，血液经肛门排出。若上消化道出血（如胃溃疡出血）量少、速度慢，血液在肠道内停留时间较长，血红蛋白被肠道细菌分解为硫化亚铁，使粪便呈黑色（即黑便）；由于附有黏液而富有光泽，称为柏油样便。

二、病因

导致呕血常见的前三位病因为：消化性溃疡（最常见的原因）、食管胃底静脉曲张破裂、急性胃黏膜病变。

便血常见病因是下消化道疾病，如小肠肿瘤、溃疡性结肠炎、痔、直肠癌等。

三、临床表现

（一）出血部位、颜色判断

不同出血部位及血液颜色特点见图2-9-1。

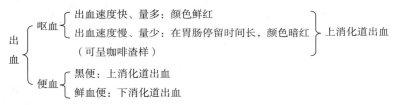

图 2-9-1　出血部位及颜色

（二）出血量的估计

出血量估计方法见表2-9-1。

表 2-9-1　出血量估计方法

临床表现或检查结果	估计出血量
大便隐血试验阳性	＞5ml
黑便（有黑便不一定有呕血）	＞50ml
呕血（有呕血一定有黑便）	胃内积血量＞250～300ml
无明显临床表现	＜10%循环血量（＜400ml）
有头晕、无力等自觉症状	10%～20%循环血量（＞500ml）
冷汗、四肢厥冷、心慌脉快等急性失血症状（上消化道大出血）	＞20%循环血量（＞1000ml）
心率加快、血压下降、呼吸急促等周围循环衰竭症状	＞30%循环血量（＞1500ml）

三、伴随症状

常见出血疾病伴随症状见表2-9-2。

表 2-9-2　常见出血疾病伴随症状

伴随症状	常见疾病
呕血、黑便，伴慢性、节律性、周期性上腹部痛	消化性溃疡
中老年大便隐血，试验持续阳性伴慢性上腹部无规律疼痛、厌食、消瘦	胃癌
呕血，伴脾大、蜘蛛痣、肝掌、腹壁静脉曲张或腹水	肝硬化门脉高压症
呕血、便血，同时伴其他器官出血	血液病或全身疾病
便血，伴有里急后重	提示肛门、直肠疾病

测试练习

1.患者上消化道出血，表现为大便隐血试验持续阳性，且伴随食欲减退，消瘦，最可能的病因为（　　）

　　A.胃溃疡　　　　　　　　B.食管静脉破裂　　　　　　　　C.痔疮

　　D.胃癌　　　　　　　　　E.十二指肠溃疡

2.患者便血，为鲜红色，则可能的疾病是（　　）

　　A、胃溃疡　　　　　　　　B.食管静脉破裂　　　　　　　　C.痔疮

　　D.胆石症　　　　　　　　E.十二指肠溃疡

3.患者粪便无改变但大便隐血试验阳性，提示出血量（　　）

　　A.＞60ml　　　　　　　　B.＞250ml　　　　　　　　C.300～350ml

　　D.＞5ml　　　　　　　　E.＜5ml

4.体重为60kg的人，出现周围循环衰竭的症状，其出血量至少为（　　）

　　A.1000ml　　　　　　　　B.1300ml　　　　　　　　C.2000ml

　　D.3000ml　　　　　　　　E.800ml

5.患者出现呕血，伴肝区疼痛、肝大，质地坚硬，AFP阳性，多见于（　　）

　　A.慢性肝炎　　　　　　　B.肝硬化　　　　　　　　C.肝癌

　　D.胰头癌　　　　　　　　E.急性肝炎

第十节　黄　疸

一、定义

黄疸（jaundice）是由于血清中胆红素浓度升高，致使巩膜、黏膜、皮肤黄染的现象。正常血清总胆红素（STB）为 $1.7\sim17.1\,\mu mol/L$。当STB在 $17.1\sim34.2\,\mu mol/L$ 时，肉眼看不出黄疸，为隐性黄疸。STB超过 $34.2\,\mu mol/L$ 时，出现临床可见黄疸，为显性黄疸。

二、分类、病因、发生机制及临床表现

黄疸分类及鉴别要点见表2-10-1。

表 2-10-1 黄疸分类及鉴别

鉴别要点	黄疸		
	溶血性黄疸	肝细胞性黄疸	胆汁淤积性黄疸
发生机制	红细胞破坏过多	肝细胞损伤	胆道阻塞
皮肤颜色	浅柠檬黄色	浅黄或深黄色	暗黄或黄绿色
皮肤瘙痒	无	轻度瘙痒	明显瘙痒
小便颜色	酱油色、浓茶色	加深	加深
大便颜色	加深	加深	变浅或白陶土色
其他表现	急性溶血时伴高热、寒战、腰背痛、贫血；慢性溶血伴贫血和脾大	可伴有疲乏、食欲减退、肝掌、蜘蛛痣、腹腔积液等	可伴有发热、心动过缓、皮肤瘙痒等
UCB	明显升高	中度升高	轻度升高或不变
CB	轻度升高或不变	中度升高	明显升高
尿胆红素	阴性	阳性	强阳性
尿胆原	明显升高	轻度升高	减少或缺如

测试练习

1.患者黄疸，伴蜘蛛痣、腹壁静脉曲张，首先考虑（　　　）

　　A.肝硬化　　　　　　　　B.肝癌　　　　　　　　C.肝囊肿

　　D.肝脓肿　　　　　　　　E.胰腺炎

2.患者黄疸、寒战、发热，伴右上腹部绞痛而出现呕血，常见于（　　　）

　　A.胃溃疡　　　　　　　　B.胃炎　　　　　　　　C.胆囊结石

　　D.肝炎　　　　　　　　　E.白血病

3.出现明显黄疸伴全身皮肤严重瘙痒，大便呈白陶土样，可能疾病为（　　　）

　　A.非免疫性溶血性贫血　　　　　　　　B.胆总管结石

　　C.肝硬化　　　　　　　　　　　　　　D.乙肝

　　E.肝癌

4.患者出现右上腹剧痛、寒战、高热及黄疸，可能疾病为（　　　）

　　A.急性化脓性胆管炎　　　　　　　　　B.胆道结石

　　C.胆道蛔虫　　　　　　　　　　　　　D.败血症

　　E.肝脓肿

5.急性溶血性黄疸患者小便颜色为（　　）

    A.深黄色　　　　　　　B.酱油色　　　　　　　C.乳糜样

    D.红色　　　　　　　　E.豆油样

第十一节　水　肿

一、定义

水肿（edema）是指人体组织间隙内液体积聚过多，导致局部或全身组织肿胀的病理状态。水肿可分为全身性水肿和局部性水肿，其症状因水肿的病因、性质、分布和严重程度不同而存在显著差异。

需注意，浆膜腔内液体积聚超过正常量，即形成积液，如胸腔积液（胸水）、腹腔积液（腹水）、心包积液、关节腔积液等，与水肿概念不同。

二、病因、分类、发生机制、临床表现

（一）全身性水肿

1.心源性水肿与肾源性水肿的鉴别　见表2-11-1。

表 2-11-1　心源性水肿与肾源性水肿的鉴别

鉴别要点	肾源性水肿（下行性水肿）	心源性水肿（上行性水肿）
发生机制	低蛋白血症、钠水潴留	毛细血管血压增高、钠水潴留
病因	各型肾炎、肾病	右心衰竭
开始部位	从眼睑、颜面开始而延及全身	从低垂部开始，向上延及全身；对称性，凹陷性
发展快慢	发展常迅速	发展较缓慢
水肿性质	软而移动性大	比较坚实，移动性较小
伴随症状	伴有其他肾脏病征，如高血压、蛋白尿、管型尿、眼底改变、肾功能异常等	伴有心功能不全病征，如心脏增大、心脏杂音、肝大、静脉压升高等

2.其他全身性水肿　见表2-11-2。

表 2-11-2　其他全身性水肿

	肝源性水肿	营养不良性水肿	黏液性水肿
病因	失代偿期肝硬化	慢性消耗性疾病	甲状腺功能减退症
发生机制	门脉高压、低蛋白血症	低蛋白血症	甲状腺激素减少

续表

	肝源性水肿	营养不良性水肿	黏液性水肿
水肿特点	腹水为主	水肿常从足部开始蔓延至体重减轻	非凹陷性水肿，颜面及下肢较明显
其他表现	肝掌、蜘蛛痣、黄疸等肝功能减退的表现	体重减轻	面色苍黄、毛发稀疏、疲倦等

（二）局部性水肿

1.局部静脉回流受阻　如血栓性静脉炎。

2.局部淋巴回流受阻　如丝虫病，特点是橡皮样水肿。

3.局部炎症水肿（毛细血管通透性增加）　如炎症、创伤。

测试练习

1.水肿伴随肝掌、蜘蛛痣的疾病是（　　）

   A.右心衰　　　　　　　　B.肾病　　　　　　　　C.肝硬化

   D.营养不良　　　　　　　E.炎症

2.以颜面部水肿起始的疾病是（　　）

   A.右心衰　　　　　　　　B.肾病　　　　　　　　C.肝硬化

   D.营养不良　　　　　　　E.炎症

3.水肿伴有颈静脉怒张，常见于（　　）

   A.右心衰　　　　　　　　B.肾病　　　　　　　　C.肝硬化

   D.营养不良　　　　　　　E.炎症

4.一青年女性，长期节食减肥后可能出现水肿的特点是（　　）

   A.上行性水肿　　　　　　　　　　　B.下行性水肿

   C.腹水　　　　　　　　　　　　　　D.全身性水肿伴消瘦

   E.胫前黏液性水肿

5.下列疾病能引起"橡皮肿"的是（　　）

   A.右心衰　　　　　　　　B.肾病　　　　　　　　C.肝硬化

   D.营养不良　　　　　　　E.丝虫病

6.患者1个月前开始出现水肿，清晨起床时有眼睑及颜面浮肿，以后发展为全身水肿。此种水肿的病因以下列哪种因素可能性大（　　）

   A.肾源性水肿　　　　　　B.心源性水肿　　　　　　C.肝源性水肿

   D.营养不良性　　　　　　E.经前期紧张综合征

第十二节　意识障碍

一、定义

颅脑及全身的严重疾病损伤大脑皮质及上行性网状激活系统，出现意识水平（觉醒状态）及意识内容（认知功能）异常，称为意识障碍（disturbance of consciousness）。

二、临床表现

（一）以意识水平（觉醒度）降低为主的意识障碍

1.嗜睡　为最轻的意识障碍，患者处于病理性睡眠状态，可被唤醒，醒后能正确回答问题并做出反应，反应稍迟钝，停止刺激后很快进入睡眠状态。

2.意识模糊　轻度意识障碍，意识障碍程度较嗜睡重。患者表现为注意力不集中，定向力障碍，思维混乱。

3.昏睡　患者近乎不省人事，处于熟睡状态，不易被唤醒，唤醒后搭话含糊甚至答非所问，刺激停止后立即入睡。

4.昏迷　最严重的意识障碍，意识持续丧失，强大的刺激亦不能被唤醒。

（1）轻度昏迷（浅昏迷）　意识大部分丧失，无自主运动，对声、光刺激无反应，对疼痛刺激可出现痛苦表情或肢体退缩等防御反应。角膜反射、瞳孔对光反射、眼球运动、吞咽反射等存在。

（2）中度昏迷（中昏迷）　对周围事物及各种刺激均无反应，对于剧烈刺激可出现防御反射。角膜反射减弱，瞳孔对光反射迟钝，眼球无转动。

（3）深度昏迷（深昏迷）　全身肌肉松弛，对各种刺激全无反应。深、浅反射均消失，生命体征（呼吸、血压）可能不稳定。

浅昏迷与深昏迷的区别是，后者深、浅反射均消失。

（二）以意识内容异常低为主的意识障碍

谵妄：是一种以兴奋性增高为主的高级神经中枢急性活动失调状态，表现为意识模糊、定向力丧失，伴错觉、幻觉、躁动不安、言语杂乱。常见于急性感染发热期、某些药物中毒、毒蕈中毒、代谢障碍、循环障碍等。

三、伴随症状

常见意识障碍性疾病伴随症状见表2-12-1。

表 2-12-1 常见意识障碍性疾病伴随症状

伴随症状	常见疾病
伴发热	先发热后出现意识障碍——严重感染性疾病 先出现意识障碍后发热——体温调节中枢功能失常引起发热的疾病，如脑出血
伴呼吸缓慢	吗啡或巴比妥类中毒、颅内高压
伴呼吸深大	尿毒症、糖尿病酮症酸中毒
伴瞳孔散大	酒精中毒、癫痫、低血糖昏迷等
伴瞳孔缩小	海洛因、吗啡、巴比妥类、有机磷中毒
伴高血压	脑出血、高血压脑病、肾炎、颅内高压
伴脑膜刺激征	脑膜炎、蛛网膜下隙出血

测试练习

1.某患者呼之不应，深、浅反射均消失，此种意识状态，属（ ）

    A.嗜睡　　　　　　　　B.意识模糊　　　　　　C.昏睡

    D.浅昏迷　　　　　　　E.深昏迷

2.某患者处于睡眠状态，呼唤可苏醒，醒后回答问题正确，属（ ）

    A.嗜睡　　　　　　　　B.意识模糊　　　　　　C.昏睡

    D.浅昏迷　　　　　　　E.深昏迷

3.最严重的意识障碍为（ ）

    A.嗜睡　　　　　　　　B.意识模糊　　　　　　C.昏睡

    D.昏迷　　　　　　　　E.谵妄

4.意识障碍在临床上有多种表现，但不包括（ ）

    A.意识模糊　　　　　　B.谵妄　　　　　　　　C.惊厥

    D.昏睡　　　　　　　　E.昏迷

5.患者，女，40岁，某日清晨家属发现患者一直处于睡眠状态，不易唤醒，剧烈摇动患者身体时可被唤醒，对答含糊，答非所问，很快又入睡，即送来急诊。此种意识状态，属（ ）

    A.嗜睡　　　　　　　　B.意识模糊　　　　　　C.昏睡

    D.轻度昏迷　　　　　　E.中度昏迷

6.患者，男，50岁，高血压10年，因与人吵架后，突然倒地昏迷，考虑（ ）

    A.脑出血　　　　　　　B.脑炎　　　　　　　　C.脑肿瘤

    D.腔隙性脑梗死　　　　E.心肌梗死

第十三节 其他常见症状

一、腹泻

腹泻可分为急性和慢性，慢性腹泻指腹泻超过2个月。不同类型腹泻的发生机制及特点见表2-13-1。

表 2-13-1　腹泻类型及特点

腹泻类型	发生机制及临床特点
分泌性腹泻	肠黏膜组织学基本正常，肠液与血浆渗透压相同，粪呈水样，量大每日可达1000ml以上，无脓血或脂肪过多，禁食不减少或加重腹泻。如霍乱（米泔水样大便）
渗透性腹泻	肠腔内渗透压增高而吸收大量水分，禁食或停药后腹泻停止，粪中可含有未经消化或吸收的食物或药物，如硫酸镁、酚酞片等
渗出性腹泻	黏膜炎症、溃疡、浸润性病变导致血浆、黏液、脓血等渗出，腹泻和全身症状、体征严重程度取决于肠受损程度。如细菌性痢疾（黏液脓血便）、阿米巴痢疾（果酱样便）
动力性腹泻	粪便稀烂呈糊状或水样，无渗出物，腹泻伴有肠鸣音亢进和腹痛。如甲亢（腹泻与便秘交替）、急性胃肠炎症（水样便或糊样便）
吸收不良性腹泻	由肠黏膜的吸收面积减少或吸收障碍引起，禁食可减轻腹泻，粪的渗透压由未吸收的电解质或其他物质所组成，如肠大部分切除

二、抽搐

（一）定义

抽搐是指全身或局部骨骼肌群非自主的抽动或强烈收缩，常可引起关节的运动和强直。

（二）伴随症状

不同疾病引起的抽搐常见伴随症状见表2-13-2。

表 2-13-2　抽搐性疾病常见伴随症状

伴随症状	常见疾病
瞳孔散大、意识丧失、大小便失禁	癫痫大发作
不伴意识丧失	破伤风、狂犬病、低钙抽搐、癔症性抽搐
高热	颅内与全身的感染性疾病、小儿高热惊厥
高血压	高血压脑病、高血压脑出血、妊娠期高血压疾病、颅内高压
脑膜刺激征	脑膜炎及蛛网膜下隙出血
肢体偏瘫	脑血管疾病及颅内占位病变

三、血尿

(一)定义

肉眼血尿是指每升尿液中有1ml以上的血，使尿液外观呈淡红色。镜下血尿是指尿液外观变化不明显，镜检时每高倍镜视野红细胞＞3个。

(二)伴随症状

不同疾病引起的血尿常见伴随症状，见表2-13-3。

表 2-13-3 血尿常见伴随症状

伴随症状	常见疾病
肾绞痛	肾和/或输尿管结石（还可有少尿、尿流中断等）
尿流细、排尿困难	前列腺增生（尿频、尿无力、尿等待等）
尿频、尿急、尿痛（膀胱刺激征）	膀胱炎、尿道炎（下尿路感染），同时伴有腰痛、高热常为肾盂肾炎（上尿路感染）
水肿、高血压、蛋白尿	肾小球肾炎
皮肤黏膜及其他部位出血	血液病（白血病、血友病）、某些感染性疾病

测试练习

1.患者出现血尿伴肾绞痛，常见于（　　）

    A.膀胱炎   B.肾结石   C.前列腺炎

    D.肾炎   E.丝虫病

2.患者出现血尿伴水肿、高血压、蛋白尿，常见于（　　）

    A.膀胱炎   B.肾结石   C.前列腺炎

    D.肾小球肾炎   E.丝虫病

3.腹泻粪便为果酱样且有腥臭味，考虑（　　）

    A.肠源性腹泻   B.霍乱   C.细菌性痢疾

    D.变态反应性肠炎   E.阿米巴痢疾

书网融合……

答案解析

第三章 >> 体格检查

一、学习目标

▶▶ **知识目标**

能说出体格检查的基本方法及临床适用范围；描述叩诊音的分类和临床意义；概述一般检查的内容；学会瞳孔、眼球、咽部与扁桃体检查的方法并评价其临床意义；描述头部检查的内容；说出颈部检查的体位、内容；解释颈部肿块的临床意义；阐述甲状腺肿大的分度标准及肿大的临床意义；学会气管有无移位的判断并解释其临床意义；描述胸部的体表标志、胸廓检查的临床意义；简述呼吸运动的内容和意义；学会语音震颤的检查方法；学会肺上界、肺下界和肺下界移动度的叩诊；复述胸骨角的位置与意义；描述语音震颤检查的正常表现和阳性体征；解释肺部叩诊的意义；列举肺部正常呼吸音的种类及分布；判断听诊干、湿啰音的临床意义；比较胸腔积液、气胸与肺气肿的阳性体征；学会心脏视诊、触诊、叩诊、听诊的方法，阐述其内容及临床意义；复述腹部检查的视诊、触诊、叩诊、听诊具体内容，描述其重要性及临床意义；归纳腹部常见阳性体征及其临床意义；简述生殖器、肛门和直肠检查的正常表现、阳性体征及临床意义；描述脊柱与四肢检查的正常表现、阳性体征及临床意义；说出神经反射、脑膜刺激征的检查方法及异常反应和临床意义；概述运动功能及感觉功能的检查内容、方法和临床意义；归纳神经系统常见疾病症状与体征。

▶▶ **能力目标**

具有对视诊、触诊、叩诊、听诊和嗅诊规范操作的能力；具有对不同的检查项目采用针对性的检查方法，并做到完整无遗漏的能力；具有独立对患者进行规范的全身体格检查，并规范记录的能力。

▶▶ **素质目标**

能够运用所学知识与患者及家属进行良好沟通，取得配合；具有良好的心理素质和身体素质；具有良好的人际关系，团队协作能力强；树立严格细致和认真负责的工作态度；关爱生命，尊重患者的价值观、文化习俗、个人信仰和权利，平等、博爱，体现人道主义精神和全心全意为人民健康服务的专业精神。

二、重点与难点

（一）重点

1.体格检查的基本方法及临床适用范围。

2.全身体格检查的目的、正常表现、阳性体征及临床意义。

（二）难点

1.全身各部位或脏器阳性体征的临床意义。

2.肺脏听诊检查；心脏叩诊、听诊检查；神经反射检查。

第一节 基本检查方法

一、概述

体格检查基本检查方法包括视诊、触诊、叩诊、听诊和嗅诊。

二、操作

体格检查基本方法见表3-1-1。

表 3-1-1 体格检查基本方法

视诊	检查者利用视觉来观察患者的全身或局部状态的检查方法
触诊	检查者通过手接触被检查部位时的感觉进行判断的一种方法，分为浅部触诊法和深部触诊法
叩诊	检查者用手指叩击患者身体表面某一部位，使之震动而产生声音，并根据震动和声音音调的特点来判断被检查部位的脏器状态有无异常的诊断方法，分为直接叩诊法和间接叩诊法，其中间接叩诊法较常用
听诊	检查者用耳朵或者借助听诊器听取身体各部位发出的声音而判断脏器病变情况的一种诊断方法，分为直接听诊法和间接听诊法
嗅诊	通过嗅觉来判断气味与疾病之间关系的一种方法

三、叩诊音及其临床意义

表 3-1-2 叩诊音及其临床意义

叩诊音	临床意义	
	生理状态	病理状态
清音	正常肺部	—
浊音	心或肝被肺所覆盖的部分	肺炎等
实音	实质性脏器如心、肝、脾	肺实变、大量胸腔积液等
鼓音	腹部及胃泡区	气胸、肺内大空洞等
过清音	—	肺气肿

四、常见异常呼吸气味

1.烂苹果味常见于糖尿病酮症酸中毒。

2.大蒜味常见于有机磷农药中毒（如敌敌畏、乐果、对硫磷等）。

3.氨味常见于尿毒症（慢性肾功能衰竭终末期）。

4.肝臭味（肝腥味）常见于肝性脑病（肝昏迷）。

五、注意事项

1.仪表端庄，举止大方。

2.环境安静，室温适宜，光线充足；必要时屏风遮挡保护患者隐私。

3.检查者一般应站在患者右侧。

4.体格检查一般顺序：一般检查、头、颈、胸、腹、脊柱、四肢、生殖器、肛门及直肠。危重患者应根据病情先行重点检查并及时抢救。

5.视诊时应确保温暖的环境、适当的自然光线，以便能够准确观察患者的皮肤、皮疹和其他病变特征。

6.触诊时应注意患者的适当保暖，确保自己的手不过凉、指甲不过长，压力适当。

7.叩诊时被检查者体位应自然、对称、呼吸均匀，以便进行正确的比较，叩诊力量应适度、一致，以确保检查的一致性和准确性。

8.听诊时环境应安静、温暖、避风，以减少外界噪音的影响。听诊器耳件方向应正确，管腔应通畅，体件要紧贴被检查部位，避免与皮肤摩擦产生影响。

测试练习

1.医生在体格检查时，下列哪项不正确（　　）

　A.举止端庄、态度和蔼

　B.环境安静、光线充足

　C.操作轻柔细致

　D.被检查部位应充分暴露充分

　E.医生一般应站立在患者左侧

2.叩击被少量肺组织覆盖的肝脏时产生的叩诊音为（　　）

　A.实音　　　　　　　　B.清音　　　　　　　　C.浊音

　D.鼓音　　　　　　　　E.过清音

3.下列疾病叩诊呈过清音的是（　　）

　A.肺结核　　　　　　　B.肺炎　　　　　　　　C.肺气肿

　D.胸腔积液　　　　　　E.心包积液

第二节　一般检查

一、概述

一般检查是对患者全身状态的概括性观察（视诊为主，配合触诊，必要时配合听诊和嗅诊）。全身状态包括生命体征（体温、脉搏、呼吸、血压）、性别与年龄、发育与体型、营养状态、意识状态、语调与语态、面容与表情、体位、姿势、步态、皮肤、浅表淋巴结等。

二、操作

一般检查项目方法及正常值见表3-2-1。

表 3-2-1　一般检查项目方法及正常值

项目	方法		正常值
体温 （temperature，T）	口测法		$36.3 \sim 37.2\ ℃$
	肛测法		$36.5 \sim 37.7\ ℃$
	腋测法		$36.0 \sim 37.0\ ℃$
脉搏 （pulse，P）	一般多检查桡动脉，某些特殊情况检查颞动脉、颈动脉等。检查者以食指、中指和无名指指腹平放于患者手腕桡动脉搏动处，并计时1分钟		$60 \sim 100$次/分
呼吸 （respiration，R）	被检查者采取舒适的体位，并充分暴露胸部。至少观察30秒，通过计算1分钟内的胸部或上腹部起伏次数（一起一伏算一次）来记录呼吸频率		$12 \sim 20$次/分
血压 （blood pressure，BP）	被检查者半小时内禁烟、禁咖啡，排空膀胱，安静环境下休息至少5分钟。取仰卧位或坐位，被测的上肢裸露（一般取右上肢）、伸直并轻度外展，肘部置于心脏同一水平；将袖带气囊部分中央对准肱动脉，气袖均匀紧贴皮肤缠于上臂，使其下缘在肘窝以上2～3cm处；检查者触及肱动脉搏动后，将听诊器体件置于肱动脉搏动处。然后向袖带内充气，边充气边听诊，待肱动脉搏动声消失后继续充气使汞柱再升高20～30mmHg后缓慢放气（2～6mmHg/s），双眼随汞柱下降，平视汞柱表面，读出血压值		正常血压：收缩压＜120mmHg和舒张压＜80mmHg 正常高值：收缩压120～139mmHg和/或舒张压80～89mmHg 高血压：收缩压≥140mmHg和/或舒张压≥90mmHg

三、高血压的分级

高血压分级见表2-3-2。

表 2-3-2　高血压的分级

分级	收缩压（mmHg）	和/或	舒张压（mmHg）
1 级高血压	140 ~ 159	和/或	90 ~ 99
2 级高血压	160 ~ 179	和/或	100 ~ 109
3 级高血压	≥ 180	和/或	≥ 110
单纯收缩期高血压	≥ 140	和	< 90

注：如收缩压与舒张压不在同一级别时，以较高级别为标准；单纯收缩期高血压也可参照收缩压水平分为1、2、3级。

四、注意事项

1.在检查之前，应充分了解患者的年龄、性别、职业、病史等，以便对出现的问题进行预判。

2.在测量体温之前，应检查体温计水银柱是否在35℃以下。

3.测量体温前，嘱患者避免剧烈运动、喝冷热饮料、洗澡、坐浴、灌肠等。

4.测量脉搏时，偏瘫者应测量健肢。

5.测量呼吸时，若被检查者呼吸微弱或为危重患者，可用少许棉絮置于鼻孔前，观察棉絮被吹动的次数。

6.测量血压时，偏瘫者应选择健肢测量，袖带松紧要适宜。

测试练习

1.下列哪项不是生命体征的范围（　　）

　　A.体温　　　　　　　　B.意识状态　　　　　　　　C.脉搏

　　D.呼吸　　　　　　　　E.血压

2.关于腋测法测体温，下列说法正确的是（　　）

　　A.腋测法测体温优点是安全、简便、不易产生交叉感染

　　B.腋测法为体腔外测量，欠可靠

　　C.正常值为 35 ~ 37℃

　　D.冬季老年危重患者，为避免受凉，体温计可放在腋下隔一层内衣进行测量

　　E.高热患者，腋下测量体温只需5分钟

3.成年男性的主要呼吸类型是（　　）

　　A.胸腹联合呼吸，胸式呼吸为主

　　B.胸腹联合呼吸，腹式呼吸为主

　　C.胸式呼吸

　　D.腹式呼吸

　　E.胸腹一致呼吸

4.严重的酸中毒产生的深长呼吸称为(　　)

    A. Cheyne-Stokes 呼吸　　　　　B. Biots 呼吸　　　　　C.抑制性呼吸

    D. Kussmaul 呼吸　　　　　　　E.叹息样呼吸

第三节　头部检查

一、概述

头部检查包括头发、头颅、头皮(大小、形状、运动)的检查，以及眼、耳、鼻、口腔、腮腺等器官的检查。

二、操作

(一)瞳孔的检查

瞳孔检查项目及方法见表3-3-1。

表 3-3-1　瞳孔检查项目及方法

项目	方法
直接对光反射	直接光照瞳孔，瞳孔立即缩小，移开光照后瞳孔迅速复原
间接对光反射	光照一侧瞳孔，对侧瞳孔同时缩小，移开光照后瞳孔复原
集合反射	1m以外的目标逐渐移近眼球时，正常人双眼内聚(辐辏运动)，瞳孔缩小(调节反射)

(二)瞳孔的正常及异常变化

表 3-3-2　瞳孔变化及意义

表现	意义
正常瞳孔	正常瞳孔直径为3~4mm，双侧等大、等圆
瞳孔缩小	常见于有机磷农药中毒、吗啡、氯丙嗪中毒
瞳孔扩大	常见于颈交感神经刺激，阿托品、可卡因中毒

(三)鼻窦

鼻窦分为额窦、筛窦、上颌窦及蝶窦。其中蝶窦不能在体表进行检查。

(四)扁桃体检查及肿大分度

1.扁桃体检查　被检者取坐位，头略后仰，张口发"啊"音，检查者将压舌板放在其舌的前2/3与后1/3交界处并迅速下压，此时软腭上抬，在良好的照明的配合下，迅速观察其软腭、腭垂、扁桃体、咽后壁情况。

2.扁桃体肿大分度 见表3-3-3。

表3-3-3 扁桃体肿大分度

分度	表现
Ⅰ度肿大	扁桃体不超过咽腭弓者
Ⅱ度肿大	扁桃体超过咽腭弓但未达到咽后壁中线
Ⅲ度肿大	扁桃体达到或超过咽后壁中线

三、注意事项

1.在进行眼部检查时，患者应避免剧烈运动，避免佩戴隐形眼镜，保持眼部清洁。在检查前避免在眼周使用化妆品、护肤品或香水等有刺激性气味的产品，以免影响检查结果。

2.在检查鼻部前，应保持鼻部清洁，避免用手抠鼻孔，以减少污垢和细菌，确保检查结果的准确性。

3.在口腔检查过程中，嘱患者遵循检查者的指示，如张大嘴巴、舌头放置位置等，以便检查者进行检查。

测试练习

1.Ⅰ度扁桃体肿大指（ ）

A.增大不超过腭咽弓

B.超过腭咽弓，未达咽后壁正中线

C.超过咽后壁正中线

D.不超过舌腭弓

E.超过胸锁乳突肌外缘

2.正常人瞳孔的大小直径为（ ）

A.1～2mm   B.2～5mm   C.3～4mm

D.4～5mm   E.5～6mm

3.下列鼻窦在体表检查时按压不到的是（ ）

A.额窦   B.蝶窦   C.左上颌窦

D.右上颌窦   E.筛窦

第四节 颈部检查

一、概述

颈部检查包括颈部外形与活动、颈部血管、甲状腺和气管的检查。

二、操作

（一）颈部血管

颈部血管体征及其临床意义见表3-4-1。

表 3-4-1 颈部血管体征及其临床意义

体征	临床意义
颈静脉怒张	右心衰竭、缩窄性心包炎、心包积液、上腔静脉阻塞综合征
颈静脉搏动	三尖瓣关闭不全
颈动脉搏动明显	脉压增大，如主动脉瓣关闭不全、高血压、甲状腺功能亢进症、严重贫血
颈部大血管区杂音	颈动脉、椎动脉狭窄

（二）甲状腺

1.甲状腺检查方法　见表3-4-2。

表 3-4-2 甲状腺检查方法

项目	检查方法
视诊	观察甲状腺的大小和对称性
前面触诊	一手拇指施压于一侧甲状软骨，将气管推向对侧，另一手食、中指在对侧胸锁乳突肌后缘向前推挤甲状腺侧叶，拇指在胸锁乳突肌前缘触诊，配合吞咽动作，重复检查，可触及被推挤的甲状腺。用同样方法检查另一侧甲状腺
后面触诊	一手食、中指施压于一侧甲状软骨，将气管推向对侧，另一手拇指在对侧胸锁乳突肌后缘向前推挤甲状腺，食、中指在其前缘触诊甲状腺。配合吞咽动作，重复检查。用同样方法检查另一侧甲状腺。触诊到甲状腺应检查有无震颤

2.甲状腺肿大分度　见表3-4-3。

分度	表现
Ⅰ度肿大	不能看见甲状腺肿大而能触及者
Ⅱ度肿大	能看到又能触及甲状腺肿大，但在胸锁乳突肌外缘以内者
Ⅲ度肿大	甲状腺肿大超过胸锁乳突肌外缘者
听诊	有无血管杂音

（三）气管

正常人气管位于颈前正中部。气管检查临床意义见表3-4-4。

表 3-4-4　气管检查临床意义

移位	临床意义
向健侧移位	大量胸腔积液、积气、纵隔肿瘤、单侧甲状腺肿大等
向患侧移位	肺不张、胸膜粘连等

三、注意事项

在进行颈部体格检查时，需要注意保护患者的隐私，动作轻柔，避免引起患者不适。同时，还需要结合病史和其他检查结果，综合评估颈部的健康状况。

测试练习

1.甲状腺Ⅰ度肿大是指（　　）

A.看不到，亦触不到

B.不能看到，但能触及

C.能看到肿大，又能触及，但在胸锁乳突肌内侧

D.能看到又能触到，但在胸锁乳突肌外侧

E.能看到肿大，又能触及，并且有明显压痛

2.下列哪种疾病气管不会发生移位（　　）

A.肺不张　　　　　　　B.大量胸腔积液　　　　　　C.肺气肿

D.单侧甲状腺肿大　　　E.纵隔肿瘤

第五节　胸廓与肺部检查

一、概述

胸部检查包括胸廓外形、胸壁、乳房、肺、胸膜、心脏和淋巴结等。检查时患者需要采取坐位或卧位，按视、触、叩、听的顺序进行检查，一般由前胸到两侧胸再到背部。

二、操作内容

（一）胸部体表标志

胸部体表标志见表3-5-1。

表 3-5-1 胸部体表标志

名称	位置及临床意义
胸骨角	也称Louis角，由胸骨柄与胸骨体的连接处向前突起而成。两侧平对第2肋软骨，对应气管分叉、上下纵隔交界、主动脉弓下缘、食管第二狭窄及第4胸椎（T_4）下缘水平
腹上角	左右肋弓在胸骨下端会合处形成的夹角。匀称体型（正力型）腹上角多为90°左右
肋脊角	为第12肋骨与脊柱构成的夹角，是肾脏在体表的重要投影区。肋脊角的压痛或叩痛是诊断肾脏病变的重要依据
肋间隙	为两肋之间的空隙，用于定位及标记病变的水平位置
肩胛骨	位于后胸壁第2~8肋骨之间。肩胛下角是肩胛骨的重要解剖标志，位于肩胛骨的最下端，当双臂自然下垂时，其体表投影平对第7肋或第8肋，相当于第8胸椎水平
脊柱棘突	后正中线的标志。低头时，第7颈椎棘突（C7棘突）在颈部后方最突出，其下方紧接第1胸椎（T_1）棘突
锁骨上窝	相当于两肺上叶肺尖的上部。是肺癌转移淋巴结（Virchow淋巴结）的常见触诊区
锁骨下窝	相当于两肺上叶肺尖的下部，其下界为第3肋骨下缘
肩胛上区	相当于两肺上叶肺尖的下部，其外上界为斜方肌的上缘
肩胛下区	肩胛下角连线至第12胸椎水平之间的区域
肩胛间去	两块肩胛骨中间的区域

（二）胸廓和胸壁

1.胸廓

（1）正常胸廓　两侧大致对称，成人胸廓前后径小于左右径，比率约为1：1.5。

（2）扁平胸　胸廓前后径明显小于左右径。常见于瘦长体型者或营养不良性疾病。

（3）桶状胸　胸廓前后径加大，与左右径之比约为1：1，肋骨平行走行，肋间隙增宽。常见于慢性阻塞性肺疾病，也可见于矮胖体型或老年人。

（4）佝偻病胸　鸡胸、漏斗胸、肋骨串珠、肋骨外翻等。

2.乳房　正常儿童及男子乳房不发育，一般不明显，乳头多位于锁骨中线第4肋间。女性乳房自青春期逐渐发育、增大，呈半球形，乳头也逐渐拉长成圆柱形。检查乳房时应光线充足，患者采取坐位或仰卧位，充分暴露，按正确的顺序、分视诊和触诊两步进行。

（1）视诊

1）双侧乳房对称与否。

2）皮肤情况　①发红：炎症或癌性淋巴管炎；②溃疡：乳腺癌及胸壁结核；③呈"橘皮"或"猪皮"样：称为橘皮征，为乳腺癌的特殊体征。

（2）触诊　检查先由健侧开始，后检查患侧。具体方法是：将手指和手掌平放在乳房上，用指腹轻施压力，用旋转和滑动触诊法；每侧均由外上象限开始，左侧按顺时针方向，右侧按逆时针方向进行；检查时注意有无红、肿、热、痛及包块，乳头有无硬结、分泌物及弹性变化等。乳房触诊后，还应检查腋窝、锁骨上窝及颈部的淋巴结有无肿大或其他异常。

（三）肺部检查

肺部检查方法见表3-5-2。

表 3-5-2　肺部检查方法

项目	检查方法
视诊	1.呼吸类型：观察腹式呼吸和胸式呼吸有无变化。正常男性和儿童以腹式呼吸为主，正常女性以胸式呼吸为主 2.观察呼吸频率、节律及深度有无异常
触诊	1.胸廓扩张度 （1）前胸廓扩张度的检查：两手置于被检查者胸廓下面的前侧部，左、右手拇指分别沿两侧肋缘指向剑突，拇指尖在前正中线两侧对称部位，两手掌和伸展的手指置于前侧胸壁。嘱被检查者做深呼吸运动，观察比较两手的动度是否一致，以此对比被检查者呼吸时两侧胸廓扩张度 （2）后胸廓扩张度的检查：将两手平置于被检查者背部，约于第10肋水平，拇指与中线平行，并将两侧皮肤向中线轻推，嘱被检查者做深呼吸运动，比较两手的动度是否一致 2.语音震颤（触觉语颤）检查：将左、右手掌的尺侧缘或掌面轻放于被检查者两侧胸壁的对称部位，告知被检查者用同等强度重复轻发"yi"长音。自上而下、从内到外，两手交叉检查，比较两侧对称部位语音震颤的异同，注意有无增强或减弱 3.胸膜摩擦感检查：受检者取仰卧位，令受检者反复做深慢呼吸运动，检查者用手掌轻贴前胸下前侧部或腋中线第5～6肋间胸壁，检查有无皮革摩擦感
叩诊	叩诊分为直接和间接叩诊法。肺部叩诊以间接叩诊法最为常用。肺部叩诊包括正常叩诊音、肺界的叩诊及肺部异常的叩诊音 1.肺上界：即肺尖的宽度。自斜方肌前缘的中点开始向外叩，直至清音变浊音，做标记；再从中点向内叩，至清音变浊音，再标记。两点间距离即为肺尖宽度。正常宽度为4～6cm 2.肺下界：通常在两侧锁骨中线、腋中线和肩胛线上叩诊。以右锁骨中线为例，嘱被检者平静呼吸，由第2肋间开始向下叩诊，当清音变浊音再变实音时即为肺下界，做标记。正常人在上述三条线上肺下界分别为第6、8、10肋间隙 3.肺下界移动度叩诊：相当于呼吸时膈肌的移动范围。被检查者取坐位双手抱肩，在平静呼吸时，检查者在被检查者右肩胛线上叩出肺下界的位置，然后告知被检查者做深吸气后，在屏住呼吸的同时，立即向下叩出肺下界，当由清音变为浊音时，即为肩胛线上肺下界的最低点，做标记。当检查者恢复平静呼吸后，嘱被检查者再深呼气后屏住呼吸，再由肩胛下角向下叩诊，直至清音变为浊音时，即为肩胛线上肺下界的最高点，做标记。由此测量出最高点与最低点之间的距离，即为肺下界移动的范围，正常范围为6～8cm
听诊	肺部听诊时，被检查者取坐位或卧位。听诊的顺序一般由肺尖开始，自上而下分别检查前胸部、侧胸部和背部；听诊时注意两侧对比，每处至少听诊1～2个呼吸周期

三、注意事项

胸膜摩擦感和胸膜摩擦音与心包摩擦感和心包摩擦音鉴别：检查胸膜摩擦感和胸膜摩擦音时，嘱患者屏住呼吸，屏住呼吸时消失即为胸膜摩擦感和胸膜摩擦音。

表 3-5-3　肺与胸膜常见疾病的体征

疾病	视诊		触诊		叩诊		听诊	
	胸廓	呼吸动度	气管位置	语音震颤	音响	呼吸音	啰音	语音共振
大叶性肺炎实变期	对称	患侧减弱	居中	患侧增强	浊音	支气管呼吸音	湿啰音	患侧增强
慢性阻塞性肺疾病	桶状	双侧减弱	居中	双侧减弱	过清音	双侧减弱	多无	双侧减弱
支气管哮喘	对称	双侧减弱	居中	双侧减弱	过清音	双侧减弱	哮鸣音	双侧减弱
急性肺水肿	对称	双侧减弱	居中	正常或减弱	正常或浊音	减弱	湿啰音	正常或减弱
肺不张	患侧塌陷	患侧减弱	移向患侧	患侧减弱或消失	浊音	患侧减弱或消失	无	患侧减弱或消失
胸腔积液	患侧饱满	患侧减弱	移向健侧	患侧减弱或消失	实音	患侧减弱或消失	无	患侧减弱
气胸	患侧饱满	患侧减弱或消失	移向健侧	患侧减弱或消失	鼓音	患侧减弱或消失	无	患侧减弱或消失

测试练习

1.关于女性乳房触诊,正确的是(　　)

　　A.先检查乳头、乳晕

　　B.先检查健侧，后检查患侧

　　C.先检查患侧，后检查健侧

　　D.先检查腋窝淋巴结

　　E.最后检查外上象限

2.正常成人胸廓前后径与左右径之比为(　　)

　　A.1：1　　　　　　　B.1.5：1　　　　　　　C.1：1.5

　　D.2：3　　　　　　　E.2.5：3

3.某患者胸廓前后径不及横径 1/2，应考虑为(　　)

　　A.正常胸廓　　　　　B.桶状胸　　　　　　　C.漏斗胸

　　D.扁平胸　　　　　　E.鸡胸

第六节　心脏检查

一、概述

心脏检查是诊断心血管疾病的基本手段，检查时包括视诊、触诊、叩诊及听诊。

二、操作

（一）视诊

心脏视诊内容见表3-6-1。

表 3-6-1　心脏视诊

视诊内容	临床意义
心前区外形	心前区隆起，可见于法洛四联症
	心前区饱满，常见于大量心包积液
心尖搏动的位置、范围、强度	心尖搏动正常位于第5肋间左锁骨中线内侧0.5～1.0cm处，搏动范围以直径计算为2.0～2.5cm
	左心衰竭时，心尖搏动向左下移位；右心衰竭时，心尖搏动向左移位
	心肌收缩力增加也可使心尖搏动增强，如高热、严重贫血、甲状腺功能亢进或左心室肥厚心功能代偿期等
心前区其他搏动	胸骨左缘第3～4肋间搏动，多见于先天性心脏病导致的右心室肥厚，如房间隔缺损等
	剑突下搏动可见于肺源性心脏病右心室肥大者或由腹主动脉瘤引起
	心底部搏动：胸骨左缘第2肋间（肺动脉瓣区）收缩期搏动，多见于肺动脉扩张或肺动脉高压；胸骨右缘第2肋间（主动脉瓣区）收缩期搏动，多为主动脉弓动脉瘤或升主动脉扩张

（二）触诊

心脏触诊内容见表3-6-2。

表 3-6-2　心脏触诊

触诊内容	检查方法
全心及心尖搏动	检查者先用右手全手掌置于心前区，然后逐渐缩小到用手掌尺侧（小鱼际）或食指、中指及无名指指腹并拢触诊心尖，必要时也可单指指腹触诊
心脏各个瓣膜区（位置见听诊）	用手掌尺侧按照顺序触诊，从二尖瓣区-肺动脉瓣区-主动脉瓣区-主动脉瓣第二区-三尖瓣区，去感受有无震颤及其特点
心包摩擦感	可在心前区或胸骨左缘第3、4肋间触及，多呈收缩期和舒张期双相的粗糙摩擦感，以收缩期、前倾体位和呼气末（使心脏靠近胸壁）更为明显，多见于纤维素性心包炎 同时还要进行屏气，与胸膜摩擦感相鉴别

（三）叩诊

首先，在患者仰卧位的状态下找到体表标志，包括前正中线、锁骨中线以及明确肋间隙。叩诊的顺序是先叩左界，后叩右界，由下而上，由外向内。通常先从心尖搏动最强点的外侧2～3cm处开始叩诊，由清音变成浊音为止；然后从下往上，逐一肋间叩诊，同样由清音变成浊音为止。叩完左侧后，右侧则是从第2肋间开始，先向下叩到肝浊音界，再从肝浊音界的上一肋间开始，由外向内叩诊，由清音变成浊音为止，最后做出每个浊音点的标记，并用直尺测量所标记的浊音点分别到前正中线的距离，并测量左侧锁骨中线到前正中线的距离。如表3-6-3进行记录。

表 3-6-3　心脏相对浊音界（正常成人）

右界（cm）	肋间	左界（cm）
2 ~ 3	Ⅱ	2 ~ 3
2 ~ 3	Ⅲ	3.5 ~ 4.5
3 ~ 4	Ⅳ	5 ~ 6
	Ⅴ	7 ~ 9

注：左锁骨中线距前正中线为8 ~ 10cm。

（四）听诊

1.心脏瓣膜听诊区　见表3-6-4。

表 3-6-4　心脏瓣膜听诊区位置

瓣膜	位置
二尖瓣区	心尖搏动最强点，又称为心尖区
肺动脉瓣区	胸骨左缘第2肋间
主动脉瓣区	胸骨右缘第2肋间
主动脉瓣第二听诊区	胸骨左缘第3肋间，又称Erb区
三尖瓣区	胸骨左缘第4 ~ 5肋间

2.听诊内容　见表3-6-5。

表 3-6-5　心脏听诊内容

听诊内容	临床意义
心律	心脏搏动的节律，正常人心律基本规则
心率	每分钟心搏次数，正常心率范围为60 ~ 100次/分
心音	心脏搏动时产生的声音，通常只能听到第一、二心音
额外心音	在第一心音和第二心音之外听到的病理学附加心音
心包摩擦音	心前区或胸骨左缘第3、4肋间最易听到

三、注意事项

1.心脏叩诊时要遵循"先左后右、自下而上、由外向内"的原则。

2.心脏叩诊时要把正常数值记忆准确并用来判断心脏的大小。

3.心脏叩诊时不要遗漏测量左侧锁骨中线到前正中线的距离。

4.心脏听诊时按照一定的顺序去听诊，一般按全心-各瓣膜区-心包摩擦音的顺序去听诊，以免遗漏。

5.听诊心包摩擦音时应嘱患者屏住呼吸，与胸膜摩擦音进行鉴别。

测试练习

1.心包摩擦音与胸膜摩擦音的鉴别依据主要是（　　）

　　A.摩擦音的部位　　　　　　　B.摩擦音的性质

　　C.病变的程度　　　　　　　　D.屏住呼吸时听诊是否消失

　　E.改变体位听诊

2.正常人心尖搏动位于第5肋间隙的（　　）

　　A.左锁骨中线外0.5~1.0cm　　B.左锁骨中线内0.5~1.0cm

　　C.胸骨左缘外0.5~1.0cm　　　D.左腋前线内0.5~1.0cm

　　E.左腋前线外0.5~1.0cm

3.代表心脏实际大小的界限为（　　）

　　A.心底界限　　　　　　B.左心界　　　　　　C.心脏相对浊音界

　　D.心脏绝对浊音界　　　E.心右界

第七节　腹部检查

一、概述

　　腹部检查应用视诊、触诊、叩诊、听诊四种方法，以触诊最为重要。一般按照视诊–听诊–叩诊–触诊的顺序进行检查。

二、操作

（一）腹部分区

腹部分区方法见表3-7-1。

表3-7-1　腹部分区方法

分区	方法
四分法	通过脐划一水平线与一垂直线，两线相交将腹部分为四区
九分法	两侧肋弓下缘连线和两侧髂前上棘连线为两条水平线，左、右髂前上棘至腹中线连线的中点为两条垂直线，四线相交将腹部划分为井字形九区

（二）检查内容

腹部检查内容见表3-7-2。

表 3-7-2　腹部检查内容及方法

项目	检查内容及方法
视诊	腹部外形、呼吸运动、腹壁静脉、胃肠型及蠕动波等
听诊	肠鸣音、振水音、血管杂音
叩诊	了解腹部某些脏器的大小，有无叩痛，胃肠道充气情况，腹腔内有无积气、积液、包块等 1.直接叩诊法和间接叩诊法均可用于腹部叩诊，多采用间接叩诊法，来主要叩知脏器的大小和叩痛，胃肠系统及腹腔内有无积气、积液。直接叩诊法：检查者右手中间三手指并拢，用其掌面直接敲击被检查部位 2.移动性浊音叩诊：主要用于检查有无腹腔积液存在。检查时患者仰卧，检查者自腹中部脐平面开始向患者左侧叩诊，当鼓音变浊时，扳指固定不动，嘱患者右侧卧，原为浊音处叩诊为鼓音，由向左向右侧继续叩诊，再次叩出浊音后嘱患者左侧卧，以再次证实浊音是否移动。这种随体位变换而改变的浊音称移动性浊音，提示腹腔内积液至少达到1000ml 3.肝浊音界叩诊：患者取仰卧位，检查者从右侧第2肋间开始，沿右锁骨中线向下叩，由清音变浊音时为肝上界。肝下界检查从腹部鼓音区，沿右锁骨中线或正中线向上叩，鼓音转为浊音时为肝下界。右锁骨中线上，肝上界在第5肋间，肝下界位于右季肋下缘，上下径为9~11cm
触诊	患者取仰卧位，检查者站在患者的右侧 1.全腹触诊：一般从左下腹开始，逆时针方向进行触诊，原则上先触诊健侧，再触患侧；检查完一个区域后，手应提起并离开腹壁，再检查下一区域，由浅入深触诊。浅部触诊需了解患者腹壁紧张度、压痛及腹壁肿块等。触及异常包块时，应注意位置、大小、形态、质地、压痛、移动度 2.肝脏触诊 （1）单手触诊法：操作者右手放于患者右腹部，拇指向外侧展开，右手三指并拢，与肋缘大致平行地放在右侧腹部估计肝下缘的下方，用食指和中指桡侧触诊。嘱患者深呼吸，随患者呼气时，手指压向腹壁深部，吸气时，手指逐渐向肋缘移动，直到触及肝缘或肋缘为止。需在右锁骨中线及前正中线分别触诊肝缘，并在平静呼吸时分别测量其与肋缘或剑突根部的距离，以厘米（cm）表示 （2）双手触诊法：左手托住患者右腰部，拇指张开置于肋部，触诊时左手向上推，操作者右手位置同单手法 3.墨菲氏（Murphy）征：检查者以左手掌平放于患者的右下胸部，拇指指腹勾压于腹直肌外缘和肋缘交点（即胆囊点），嘱患者缓慢深吸气，若突然出现胆囊点触痛而屏住呼吸，即为墨菲氏征阳性，常见于急性胆囊炎 4.液波震颤：以一手掌面贴于被检查者一侧腹壁，另一手四指并拢稍屈曲，用指端叩击对侧腹壁或指端冲击腹壁，如有大量液体存在，则贴于腹壁的手掌有被液体波动冲击的感觉。为防止腹壁本身的震动传至对侧，应请另一人的手掌尺侧缘压于腹中线上协助检查。液波震颤阳性提示腹腔积液

三、注意事项

1.做大多数腹部检查时需嘱患者排空尿液，但做膀胱触诊时需嘱患者憋尿。

2.触诊时注意患者的保暖，确保自己的手不过凉。

3.若被检查者为女性，做腹部检查前应提前询问被检查者是否妊娠。

测试练习

1.莫非氏征（Murphy's sign）阳性见于（　　）

　A.急性胃炎　　　　　　　B.急性胰腺炎　　　　　　　C.急性肝炎

D.急性胆囊炎 　　　　　E.胆管结石

2.麦氏点压痛、反跳痛常见于(　　)

A.肠结核 　　　　　B.急性胆囊炎 　　　　　C.急性阑尾炎

D.盲肠肿瘤 　　　　　E.右侧输尿管结石

3.患者，女，40岁。高脂饮食后出现右上腹疼痛1年，昨晚吃猪蹄膀后1小时出现右上腹痛，向右肩部放射，呕吐2次，腹部检查出现压痛的部位是(　　)

A.胆囊点 　　　　　B.肋脊点 　　　　　C.季肋点

D.上输尿管点 　　　　　E.麦氏点

第八节　生殖器、肛门和直肠检查

一、生殖器检查

生殖器检查内容见表3-8-1。

表 3-8-1　生殖器检查

男性生殖器检查	包括阴茎、阴囊、前列腺和精囊等。检查时应让患者充分暴露下身，双下肢取外展位，视诊与触诊相结合。先检查外生殖器阴茎及阴囊，后检查内生殖器前列腺及精囊
女性生殖器检查	嘱患者排空膀胱，暴露下身，仰卧于检查台上，两腿外展、屈膝，检查者戴无菌手套进行检查。检查顺序为：外阴—阴道与子宫—双合诊盆腔检查

二、肛门和直肠检查

肛门和直肠检查内容见表3-8-2。

表 3-8-2　肛门和直肠检查

检查项目	检查方法
视诊	检查者用手分开患者臀部，观察肛门及其周围皮肤颜色及皱褶，正常颜色较深，皱褶自肛门向外周呈放射状。还应观察肛门周围有无脓血、黏液、肛裂、外痔、瘘管口或脓肿等。常见病变有肛门闭锁、瘘、痔、直肠脱垂等
触诊	患者可取肘膝位、左侧卧位、仰卧位或截石位等。触诊时检查者右手食指戴指套或手套，并涂以润滑剂，将食指置于肛门外口轻轻按摩，等患者肛门括约肌适应放松后，再慢慢插入肛门、直肠内。先检查肛门及括约肌的紧张度，再查肛管及直肠的内壁。注意有无压痛、黏膜是否光滑，有无肿块及搏动感

三、注意事项

1.在进行肛门和直肠检查时，应确保患者处于舒适和放松的状态，避免不必要的痛苦。

2.男检查者检查女患者时，应有女医务人员在场。

3.检查时应使用适当的润滑剂，并在插入肛门镜或手指时动作要轻柔。

测试练习

1.肛门与直肠检查常采用的体位不包括（　　）

  A.肘膝位   B.左侧卧位   C.仰卧位

  D.右侧卧位   E.截石位

2.直肠指检，扪及质软可推动的圆形肿块，指套染有新鲜血迹时，应考虑（　　）

  A.内痔   B.肛瘘   C.外痔

  D.直肠息肉   E.直肠癌

3.直肠指检，肠壁上扪及高低不平硬块，肠腔狭窄，指套染有脓血和黏液时，应考虑（　　）

  A.内痔   B.肛瘘   C.外痔

  D.直肠息肉   E.直肠癌

第九节　脊柱与四肢检查

一、概述

脊柱是支撑体重、维持躯体各种姿势的重要支柱，并作为躯体活动的枢纽。脊柱检查时，患者可处站立位或坐位，按视、触、叩的顺序检查。四肢及其关节的检查通常运用视诊与触诊，两者相互配合，四肢检查除大体形态和长度外，应以关节检查为主。

二、操作

（一）脊柱检查

脊柱检查内容、检查方法及临床意义见表3-9-1。

表3-9-1　脊柱检查内容、检查方法及临床意义

检查项目	检查方法及临床意义
脊柱弯曲度	正常人直立时，脊柱从侧面观察有呈S状的四个生理弯曲，即颈段稍向前凸、胸段稍向后凸、腰椎明显向前凸、骶椎则明显向后凸。脊柱的异常变形分为脊柱后凸、脊柱前凸、脊柱侧凸

续表

检查项目	检查方法及临床意义
脊柱活动度	正常人脊柱有一定活动度，但各部位活动范围明显不同。颈椎段和腰椎段的活动范围最大；胸椎段活动范围最小；骶椎和尾椎已融合成骨块状，几乎无活动性。检查脊柱的活动度时，应让患者做前屈、后伸、侧弯、旋转等动作，以观察脊柱的活动情况及是否变形
压痛	嘱患者取端坐位，身体稍向前倾。检查者以右手拇指从枕骨粗隆开始自上而下逐个按压脊椎棘突及椎旁肌肉，正常时每个棘突及椎旁肌肉均无压痛。如有压痛，提示压痛部位可能有病变，并以第7颈椎棘突为标志计数病变椎体的位置
叩击痛	采用间接叩诊法，嘱患者取坐位，检查者将左手掌置于其头部，右手半握拳以小鱼际肌部位叩击左手背，了解患者脊柱各部位有无疼痛。叩击痛的部位多为病变部位

（二）四肢与关节检查

四肢与关节检查内容见表3-9-2。

表3-9-2　四肢与关节检查

项目	检查内容
肢体形态	肢体形态异常包括匙状甲、杵状指、扇形手、膝内外翻、足内外翻、骨折与关节脱位、肌肉萎缩、下肢静脉曲张、水肿等
关节形态	关节形态异常包括关节、腕关节、膝关节形态异常
运动功能	四肢的运动功能是在神经的协调下由肌肉、肌腱带动关节的活动来完成的，其中任何一个关节受到损害，都会引起运动功能障碍或异常运动

三、注意事项

1.在检查过程中使被检者尽量放松心情，避免肌肉紧张。
2.在进行脊柱与四肢检查前被检者避免进行剧烈运动，以免影响检查结果。

测试练习

1.浮髌试验主要是检查（　　）
　　A.髌骨有无骨折　　　　　　B.膝关节滑膜炎
　　C.膝关节腔积液　　　　　　D.膝腱反射
　　E.膝关节活动度
2.脊柱过度后弯称为脊柱后凸，也称为驼背，多发生于（　　）
　　A.颈段脊柱　　　　　　　　B.胸段脊柱
　　C.腰段脊柱　　　　　　　　D.骶椎
　　E.腰、骶段

第十节 神经系统检查

一、概述

神经系统检查在体格检查中占有重要的地位，包括运动感觉功能、神经反射及自主神经的检查。

二、操作

（一）脑神经检查

脑神经共12对，包括嗅神经、视神经、动眼神经、滑车神经、展神经、三叉神经、面神经、前庭蜗神经（位听神经）、舌咽神经、迷走神经、副神经、舌下神经。

（二）运动功能检查

运动功能检查内容见表3-10-1。

表 3-10-1　运动功能检查

检查项目	检查方法
肌力	指肌肉运动时的最大收缩力。肌力分为0~5级
	0级——完全瘫痪，测不到肌肉收缩
	1级——仅测到肌肉收缩，但不能产生动作
	2级——肢体在床面上能水平移动，但不能抵抗自身重力，即不能抬离床面
	3级——肢体能抬离床面，但不能抗阻力
	4级——能作抗阻力动作，但不完全
	5级——正常肌力
肌张力	检查时嘱患者肌肉放松，检查者根据触摸肌肉的硬度以及伸屈其肢体时感知肌肉对被动伸屈的阻力进行判断
不自主运动	患者意识清楚的情况下，随意肌不自主收缩所产生的一些无目的的异常动作，多为锥体外系损害的表现。如震颤、舞蹈样运动、手足徐动
共济运动	检查共济失调可用指鼻试验、跟-膝-胫试验、快速轮替动作、闭目难立征等

（三）感觉功能检查

感觉功能检查内容见表3-10-2。

表 3-10-2　感觉功能检查

检查项目	检查内容
浅感觉	痛觉、触觉、温度觉
深感觉	运动觉、位置觉、振动觉
复合感觉	皮肤定位觉、两点辨别觉、实体觉、体表图形觉
感觉障碍的性质	抑制性、刺激性
感觉障碍的分类	末梢型、神经根型、脊髓型、内囊型、脑干型、皮质型

（四）神经反射检查

神经反射检查内容见表3-10-3。

表 3-10-3　神经反射检查

检查项目	检查内容
浅反射	刺激皮肤、黏膜、角膜等引起的反应，如角膜反射、腹壁反射、提睾反射、跖反射、肛门反射
深反射	刺激骨膜、肌腱引起的反射，又称腱反射，包括肱二头肌反射、肱三头肌反射、桡骨骨膜反射、膝反射、跟腱反射、阵挛
病理反射	锥体束病损时，大脑失去对脑干和脊髓的抑制作用而出现的异常反射，包括巴宾斯基（Babinski）征、奥本海姆（Oppenheim）征、戈登（Gordon）征、查多克（Chaddock）征、霍夫曼（Hoffmann）征。1岁半以内的婴幼儿出现此类反射不属于病理反射
脑膜刺激征	脑膜受激惹的体征，常见于脑膜炎、蛛网膜下腔出血和颅压增高等，包括颈强直、凯尔尼格（Kernig）征、布鲁津斯基（Brudzinski）征

三、注意事项

1.感觉功能检查主观性太强，易产生误差，检查时应嘱被检者闭目，保持情绪稳定，且在环境安静的情况下进行。

2.感觉功能检查时切忌暗示性提问，以获取准确的资料。

3.神经反射检查比较客观，被检者应保持安静和松弛状态。

4.神经反射检查时应注意反射的改变程度及两侧是否对称。

测试练习

1.深反射不包括（　　）

　　A.肱二头肌反射　　　　　　　B.肱三头肌反射　　　　　　C.膝反射

　　D.提睾反射　　　　　　　　　E.跟腱反射

2.巴彬斯基征阳性的典型表现为（　　）

　　A.脚趾均背屈　　　　　　　　B.脚趾均跖屈　　　　　　　C.脚趾均不动

　　D.下肢迅速回收　　　　　　　E.踇趾背屈，其他各趾散开

3.下列属于病理反射的是（　　）

　　A.膝反射　　　　　　　　　　B.角膜反射　　　　　　　　C.跟腱反射

　　D.Babinski 征　　　　　　　　E.脑膜刺激征

书网融合……

答案解析

第四章 ▶ 实验室检查

一、学习目标

▶▶ **知识目标**

能说出血液一般检查内容及临床意义；评价网织红细胞计数及溶血性贫血常用实验检查的临床意义；概述常用的止血与凝血障碍实验室检查的原理、临床意义；简述尿液检查、粪便检查的常用临床检验项目的目的和临床意义；复述血清蛋白质测定、血清氨基转移酶测定的参考值及临床意义；判断乙肝两对半的检查及临床意义；比较胆红素测定的参考值及临床意义；简述肾脏功能检查的项目及临床意义；简述血脂、血糖及其代谢产物的参考值及临床意义。

▶▶ **能力目标**

具有正确阅读、分析、解释血液检查、尿液检查、粪便检查、常见肝功能检查、肾功能检查报告单的能力。

▶▶ **素质目标**

具有以人为本、严谨负责的工作态度，团队协作的能力，具有良好的沟通能力和良好的临床思维习惯，具备良好的医德素质。

二、重点与难点

（一）重点

1.血液一般检查、尿液一般检查、粪便检查的内容及临床意义。

2.肝脏疾病、肾脏疾病常用的实验室检查。

（二）难点

1.血液一般检查、尿液一般检查、粪便检查的各项参考值临床意义。

2.正常止血、凝血机制。

3.血清蛋白质测定、血清氨基转移酶测定的参考值及临床意义。

4.乙肝两对半的检查及临床意义。

5.胆红素测定的参考值及临床意义。

6.肾小球功能检查的项目及参考值、各指标的临床意义。

7.血脂、血糖及其代谢产物的参考值及临床意义。

第一节　血液一般检查

一、血红蛋白测定与红细胞计数

（一）参考值

1.血红蛋白（Hb）　成年男性 120 ~ 160g/L；成年女性 110 ~ 150g/L。

2.红细胞计数（RBC）　成年男性（4.0 ~ 5.5）× 10^{12}/L；成年女性（3.5 ~ 5.0）× 10^{12}/L。

（二）红细胞及血红蛋白变化的临床意义

1.减少　见于贫血。

贫血诊断标准为，Hb：成年男性＜120g/L；成年女性＜110g/L；妊娠期妇女＜100g/L。

（1）生理性减少　妊娠中后期、婴幼儿、老年人。

（2）病理性减少　①红细胞生成减少；②红细胞破坏过多；③红细胞丢失过多。

2.增多

（1）相对增多　血液浓缩如严重腹泻、呕吐、出汗、烧伤，糖尿病酮症酸中毒（DKA），尿崩症等。

（2）绝对增多

1）继发性　①生理性：如新生儿、高原生活。②病理性：如慢性阻塞性肺疾病、肺源性心脏病、发绀型先天性心脏病。

2）原发性　如真性红细胞增多症。

3.红细胞形态异常的临床意义

（1）大小

1）小红细胞　如缺铁性贫血为小细胞低色素性贫血。

2）大红细胞　如溶血性贫血、急性失血性贫血、巨幼细胞贫血。

3）巨红细胞　如巨幼细胞贫血。

4）大小不均　如溶血性贫血、失血性贫血，以巨幼细胞贫血最显著。

（2）形态

1）球形　见于遗传性球形红细胞增多症。

2）椭圆形　见于遗传性椭圆形红细胞增多症。

3）靶形　见于珠蛋白生成障碍性贫血、异常血红蛋白病。

4）口形　见于遗传性口形红细胞增多症。

5）镰状　见于镰状细胞贫血。

6）泪滴形　见于骨髓纤维化。

二、白细胞计数及分类计数

（一）参考值

白细胞总数（WBC）：成人（4.0～10.0）×10^9/L。

（二）临床意义

白细胞的分类及比例见图4-1-1。

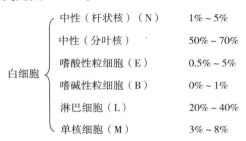

图 5-1-1 白细胞的分类及百分比

（三）白细胞分类计数及临床意义

表 4-1-1 白细胞分类计数及临床意义

白细胞分类	临床意义		
	增多		减少
	生理性增多	病理性增多	
N	妊娠后期、分娩时、剧烈运动后、高温严寒等	急性感染、严重组织损伤、急性大出血、急性中毒、白血病等	某些感染、血液病，物理化学因素损伤、脾其功能亢进
L	出生4～6天至4～6岁淋巴细胞和粒细胞比例基本相等	病毒感染、恶性肿瘤、急性传染病恢复期、移植排斥反应	应用肾上腺皮质激素、烷化剂，放射线损伤、免疫缺陷性疾病等
M	多见于婴幼儿和儿童	疟疾、黑热病、活动性肺结核、急性感染的恢复期	无临床意义
E	—	过敏性疾病、寄生虫病、皮肤病、血液病等	临床意义较小
B	—	过敏性疾病、血液病、恶性肿瘤、传染病等	无临床意义

（四）中性粒细胞核象变化

1.核左移 以急性化脓感染多见，也可见于急性大出血、急性溶血、中毒等。

2.核右移 以再生障碍性贫血多见。

三、血小板（PLT）计数

（一）参考值

（100～300）×10^9/L。

（二）临床意义

1.增多

（1）反应性增多 常见于急性大出血、急性溶血、脾切除术后等。

（2）原发性增多 常见于原发性血小板增多症、真性红细胞增多症、慢性粒细胞性白血病等。

2.减少

（1）生成障碍 常见于再生障碍性贫血（AA）、急性白血病、放射线损伤、骨髓纤维化晚期等。

（2）破坏或消耗过多 常见于原发免疫性血小板减少症、脾功能亢进、系统性红斑狼疮（SLE）、淋巴瘤等。

四、网织红细胞计数（Ret）

（一）参考值

$0.005 \sim 0.015$（$0.5 \sim 1.5\%$），绝对值（$24 \sim 84$）$\times 10^9$/L。

（二）临床意义

1.增多

（1）明显增多 常见于溶血性贫血、急性失血性贫血。

（2）贫血疗效判断 缺铁及巨幼细胞贫血者，给予铁剂或叶酸治疗后可迅速增高。

2.减少 反映骨髓造血功能减低，常见于AA、急性白血病。

五、红细胞沉降率（血沉，ESR）测定

（一）参考值

男：$0 \sim 15$mm/h；女：$0 \sim 20$mm/h。

（二）血沉增快的临床意义

1.生理性 如女性月经期、妊娠3个月以上，60岁以上老年人。

2.病理性

（1）炎症性疾病。

（2）组织损伤及坏死。

（3）恶性肿瘤。

（4）各种原因导致的高球蛋白血症，如慢性肾炎、多发性骨髓瘤、肝硬化、亚急性感染性心内膜炎、SLE等。

（5）贫血和高胆固醇血症。

测试练习

1.下列各项中可出现外周血中性粒细胞减少的是（　　）

    A.糖尿病酮症酸中毒　　　　　B.急性心肌梗死　　　　　C.急性大出血

    D.脾功能亢进　　　　　　　　E.恶性肿瘤

2.可引起红细胞病理性绝对性增多的疾病是（　　）

    A.系统性红斑狼疮　　　　　　B.大面积烧伤　　　　　　C.慢性肺源性心脏病

    D.脾功能亢进　　　　　　　　E.严重腹泻

3.引起网织红细胞减少的贫血是（　　）

    A.巨幼细胞贫血　　　　　　　B.缺铁性贫血　　　　　　C.再生障碍性贫血

    D.溶血性贫血　　　　　　　　E.失血性贫血

第二节　出血与血栓疾病检查

一、出血时间测定

（一）参考值

出血时间测定（BT）：测定器法为（6.9±2.1）分钟，超过9分钟为异常。不同检测方法正常参考值不同。

（二）临床意义

BT延长，常见于以下疾病。

1.**血小板显著减少**　如特发性血小板减少性紫癜。

2.**血小板功能不良**　血小板无力症、巨大血小板综合征。

3.**毛细血管壁异常**　维生素C缺乏症、遗传性出血性毛细血管扩张症。

4.**某些凝血因子严重缺乏**　血管性血友病、弥散性血管内凝血（DIC）。

二、血小板聚集试验

血小板聚集试验（PAgT）临床意义如下。

1.**PAgT增高**　表明血小板聚集功能增强，见于血栓前状态和血栓性疾病，如心肌梗死、心绞痛、糖尿病、脑血管疾病、人工心脏和瓣膜移植术等。

2.**PAgT减低**　反映血小板聚集功能减低，见于血小板无力症、尿毒症、肝硬化等。

三、凝血功能检测

（一）凝血时间（CT）

1.延长

（1）血浆 Ⅷ、Ⅸ、Ⅺ因子明显减少。

（2）凝血酶原严重减少。

（3）纤维蛋白原严重减少。

（4）纤溶亢进。

2.缩短 高凝状态，如DIC早期、脑血栓形成、急性心肌梗死。

（二）血浆凝血酶原时间

血浆凝血酶原时间（PT）反映外源性凝血途径的功能，为口服抗凝药治疗监测首选指标。

1.延长

（1）先天性凝血因子异常 因子Ⅱ、Ⅴ、Ⅶ、Ⅹ减少及纤维蛋白原减少。

（2）后天性凝血因子异常 严重肝病、维生素K缺乏、DIC后期应用抗凝药物。

2.缩短 高凝状态，如DIC早期、脑血栓形成、急性心肌梗死。

（三）活化部分凝血活酶原时间（APTT）

APTT反映内源性凝血途径的功能。

1.延长

（1）血浆Ⅷ、Ⅸ、Ⅺ因子缺乏，如血友病。

（2）凝血酶原严重减少，如先天性凝血酶原缺乏症。

（3）纤维蛋白原严重减少，如先天性纤维蛋白缺乏症。

（4）纤溶亢进。

（5）APTT又是监测肝素治疗的首选指标。

2.缩短 血栓性疾病和血栓前状态，如DIC早期、脑血栓形成、心肌梗死等，但灵敏度、特异度差。

（四）血浆纤维蛋白原（Fg）

1.增高 急性心肌梗死、SLE、急性感染、肾炎、糖尿病、多发性骨髓瘤、休克、术后、妊娠期高血压疾病、恶性肿瘤。

2.减低 DIC、重症肝炎、肝硬化。

四、纤溶活性检测

（一）血浆D-二聚体测定

1.继发性纤溶症 为阳性或增高，见于DIC、恶性肿瘤、各种栓塞，以及心、肝、肾疾病等。D-二聚体增高对诊断肺栓塞、肺梗死有重要意义。

2.原发性纤溶症 为阴性或不升高。

（二）血浆硫酸鱼精蛋白副凝固试验（3P试验）

3P试验阳性，常见于DIC的早、中期。

测试练习

1.监测肝素治疗的首选指标是（ ）

　　A.活化部分凝血活酶时间（APTT）测定

　　B.血浆纤维蛋白原（Fg）测定

　　C.血浆D-二聚体测定

　　D.血浆凝血酶原时间（PT）测定

　　E.出血时间（BT）测定

2.下列引起血浆凝血酶原时间延长的疾病是（ ）

　　A.心肌梗死　　　　　　　　B.多发性骨髓瘤

　　C.严重肝病　　　　　　　　D.脑血栓形成

　　E.深静脉血栓形成

3.凝血酶原时间（PT）正常见于（ ）

　　A.维生素K缺乏　　　　　　B.慢性肝病肝功能失代偿

　　C.血友病　　　　　　　　　D.口服双香豆素

　　E.先天性 V 因子缺乏

第三节　尿液检查

一、正常尿液（成人）

1.尿量1000～2000ml/24h。

2.外观清澈透明，黄色或淡黄色。

3.比重为1.015～1.025，弱酸性至中性。

二、异常尿液的临床意义

（一）尿量

1.多尿 尿量＞2500ml/24h，常见于糖尿病、尿崩症、有浓缩功能障碍的肾病、精神性多尿。

2.**少尿**　尿量＜400ml/24h或＜17ml/h。分为肾前性、肾性、肾后性少尿。

3.**无尿**　尿量＜100ml/24h或12小时内完全无尿。

（二）外观

1.**血尿**　常见于泌尿系统炎症、结石、肿瘤、结核等。

2.**血红蛋白尿**　浓茶色或酱油色，常见于蚕豆病、阵发性睡眠性血红蛋白尿、恶性疟疾、血型不合的输血反应等。

3.**胆红素尿**　常见于肝细胞性黄疸、阻塞性黄疸等。

4.**乳糜尿**　常见于丝虫病等。

5.**脓尿和菌尿**　常见于泌尿系统感染。

（三）酸碱反应

1.**pH 减低**　常见于荤食多、代谢性酸中毒、发热、痛风等。

2.**pH 增高**　常见于素食多、代谢性碱中毒等。

（四）比重

1.**增高**　常见于急性肾炎、糖尿病、肾病综合征等。

2.**减低**　常见于慢性肾炎、慢性肾衰竭、尿崩症等。

三、尿液化学检查异常

（一）蛋白尿

当尿内蛋白含量＞150mg/24h或尿蛋白定性试验阳性时，称为蛋白尿。

1.**生理性**　常见于剧烈运动、精神紧张等。

2.**病理性**　包括肾小球、肾小管、混合性、溢出性蛋白尿。

（二）尿糖阳性

常见于糖尿病、甲状腺功能亢进症、库欣综合征、嗜铬细胞瘤、胰腺炎、慢性肾炎、肾病综合征。

（三）尿酮体阳性

常见于DKA、妊娠剧吐、重症不能进食等。

四、尿液镜检异常

（一）细胞

1.**上皮细胞**

（1）扁平细胞　常见于正常成年女性。

（2）大圆细胞　常见于膀胱炎。

（3）尾形细胞　常见于肾盂肾炎、输尿管炎。

（4）小圆细胞　常见于肾小管病变。

2.红细胞　>3个/HP为镜下血尿。常见于肾炎、膀胱炎、肾结核、肾结石等。

3.白细胞和脓细胞　>5个/HP为镜下脓尿。常见于肾盂肾炎、膀胱炎、尿道炎、肾结核。

（二）管型

1.透明管型　常见于剧烈运动、高热，明显增多提示肾实质病变。

2.细胞管型

（1）红细胞管型　常见于肾小球疾病。

（2）白细胞管型　常见于肾盂肾炎、间质性肾炎。

（3）上皮细胞管型　常见于慢性肾炎晚期、肾病综合征。

3.颗粒管型　常见于慢性肾小球肾炎或者急性肾小球肾炎后期。

4.蜡样管型　常见于肾小管病变严重，预后不良。

5.脂肪管型　常见于肾病综合征。

测试练习

1.少尿是指24小时尿量少于（　　　）

　　A. 200ml　　　　　　　B. 250ml　　　　　　　C. 300ml

　　D. 400ml　　　　　　　E. 100ml

2.下列可见于肾盂肾炎的管型是（　　　）

　　A.红细胞管型　　　　　B.白细胞管型　　　　　C.上皮细胞管型

　　D.透明管型　　　　　　E.蜡样管型

第四节　粪便检查

一、粪便一般性状

不同疾病大便颜色及性状见表4-4-1。

表 4-4-1　不同疾病大便颜色及性状

大便颜色或性状	常见疾病
水样或粥样	腹泻，如急性胃肠炎、甲状腺功能亢进症
米泔样	霍乱

大便颜色或性状	常见疾病
黏液脓样或脓血便	痢疾、溃疡性结肠炎、直肠癌
胨状便	肠易激综合征、慢性菌痢
鲜血便	肠道下段出血
柏油样	上消化道出血
灰白色	阻塞性黄疸
细条状	直肠癌
绿色	乳儿消化不良
羊粪样便	老年人及经产妇排便无力者

二、粪便镜检

（一）细胞

1.红细胞　常见于下消化道出血、细菌性痢疾、溃疡性结肠炎、肠癌。

2.白细胞和巨噬细胞　常见于细菌性痢疾、溃疡性结肠炎。

（二）食物残渣

1.淀粉颗粒增多　常见于慢性胰腺炎。

2.脂肪小滴增多　常见于慢性胰腺炎、胰腺癌。

3.肌肉纤维增多　常见于蛋白质消化不良。

三、粪便化学检查

粪便隐血试验（FOBT）阳性（出血量＞5ml）：常见于消化性溃疡活动期、胃癌、出血性疾病。

测试练习

1.霍乱的粪便性状是（　　）

　　A.米泔样便　　　　　　　　B.粥样稀便　　　　　　　C.鲜血便

　　D.胨状便　　　　　　　　　E.柏油样便

2.细菌性痢疾粪便性状为（　　）

　　A.米泔样便　　　　　　　　B.黏液脓血便　　　　　　C.黑便

　　D.胨状便　　　　　　　　　E.柏油样便

第五节 肝脏疾病常用的实验室检查

一、血清总蛋白、白蛋白、球蛋白比值的测定

（一）参考值（成人）

血清总蛋白（STP）：60～80g/L。

白蛋白（A）：40～55g/L。

球蛋白（G）：20～30g/L。

A/G：（1.5～2.5）：1。

（二）临床意义

1.血清总蛋白及白蛋白降低

（1）肝脏疾病 常见于慢性肝炎、肝硬化，肝癌时白蛋白减少，球蛋白增加，A/G比值减低。

（2）肝外因素

1）蛋白质摄入不足或消化吸收不良。

2）蛋白丢失过多，如肾病综合征（大量肾小球性蛋白尿）、蛋白丢失性肠病、严重烧伤、急性大失血等。

3）消耗增加，常见于慢性消耗性疾病，如重症结核、甲状腺功能亢进症及恶性肿瘤等。

2.血清总蛋白及球蛋白升高

（1）慢性肝脏疾病 球蛋白升高程度与肝脏病严重性相关。

（2）M球蛋白血症 如多发性骨髓瘤、淋巴瘤、原发性巨球蛋白血症等。

（3）自身免疫性疾病 如系统性红斑狼疮、风湿热、类风湿关节炎等。

（4）慢性炎症与慢性感染 如结核病、疟疾等。

3.A/G倒置
白蛋白降低和球蛋白升高均可引起 A/G 倒置，常见于严重肝功能损伤及 M 球蛋白血症，如慢性中度以上持续性肝炎、肝硬化、原发性肝癌、多发性骨髓瘤、原发性巨球蛋白血症等。

二、血清蛋白电泳

（1）肝脏疾病

1）急性或轻症肝炎 无变化。

2）肝脏受损时 α_1球蛋白、α_2球蛋白、β球蛋白均下降，γ球蛋白增高。

3）γ球蛋白增高 升高程度与肝炎的严重程度平行。

（2）M蛋白血症

（3）肾病综合征、糖尿病、肾病   白蛋白降低，由于血脂增高，可导致 α_2 球蛋白和 β 球蛋白（脂蛋白的主要成分）增高， γ 球蛋白不变或相对降低。

三、胆红素代谢检查

（一）参考值

1.血清胆红素

（1）血清总胆红素（STB）   3.4～17.1 μmol/L（成人）。

（2）结合胆红素（CB）   0～6.8 μmol/L。

（3）非结合胆红素（UCB）   1.7～10.2 μmol/L。

2.尿胆红素   阴性。

3.尿胆原   阴性或弱阳性。

（二）临床意义

血清胆红素代谢检查常用于黄疸的诊断，各型黄疸的不同检查结果见表4-5-1。

表 4-5-1   胆红素测定的临床意义

黄疸类型	STB	CB	UCB	CB/STB	尿胆原	尿胆红素
溶血性	↑↑	↑/—	↑↑	<20%	强+	—
肝细胞性	↑↑	↑	↑	20%～50%	+/—	+
阻塞性	↑↑	↑↑	↑/—	>50%	—	+++

四、常用血清酶检查

$$血清酶 \begin{cases} 丙氨酸氨基转移酶（ALT） \\ 天冬氨酸氨基转移酶（AST） \\ 碱性磷酸酶（ALP） \\ \gamma-谷氨酰转移酶（GGT，\gamma-GT） \\ 乳酸脱氢酶（LDH）及其同工酶（LDH1、LDH2、LDH3、LDH4、LDH5） \end{cases}$$

图 4-5-1   血清酶

（一）ALT、AST

1.急性病毒性肝炎轻症肝炎时，ALT升高明显，ALT/AST＞1。

2.重症肝炎、慢性肝炎进入活动期，AST升高明显，ALT/AST＜1。

3.转氨酶的升高程度与肝损伤的严重程度无关。血清氨基转移酶的活性取决于肝细胞进行性坏死的程度。终末期肝硬化血清氨基转移酶活性正常或降低。

4.肝内、外胆汁淤积，血清氨基转移酶轻度增高或正常。

5.急性心肌梗死，6～8小时后 AST 增高。

（二）ALP 增高

1.胆道阻塞 胆道结石、胰头癌等，其增高程度与阻塞程度成正比。

2.骨骼疾病 骨软化症、佝偻病、骨折恢复期等。

（三）LDH 及其同工酶升高

1.急性心肌梗死 发病后8～18小时开始增高。

2.肝脏疾病 急性和慢性活动性肝炎、肝癌（尤其是转移性肝癌）。

3.恶性肿瘤、恶性贫血

（四）γ-谷氨酰转移酶（γ-GT、GGT）

1.肝癌和肝内阻塞 诱发肝细胞产生 GGT 增多，同时肝癌细胞也合成 GGT，可达参考值上限的10倍以上。

2.肝脏疾病 急性肝炎 GGT 呈中度升高；GGT 持续升高，提示病变活动或病情恶化。

五、病毒性肝炎血清标志物检验

（一）甲型肝炎病毒标志物

甲型肝炎病毒（HAV）的临床意义见表4-5-2。

表 4-5-2 HAV 标志物的临床意义

名称	临床意义
HAVAg	证实 HAV 在体内的存在
HAV-RNA	诊断具有特异性，对早期诊断的意义更大
抗 HAV-IgM	早期诊断甲肝的特异性指标
抗 HAV-IgA	局部抗体，出现在甲肝早期、急性期患者的粪便中
抗 HAV-IgG	持久存在，是获得免疫力的标志，提示既往感染

（二）乙型肝炎病毒标志物

乙型肝炎病毒（HBV）的临床意义见表4-5-3。

表 4-5-3 HBV 标志物的临床意义

检测项目	阳性（＋）意义
1.HBsAg-表面抗原	感染 HBV，见于 HBV 携带者或乙肝患者。无传染性

续表

检测项目	阳性（＋）意义
2.抗–HBs–表面抗体	为保护性抗体，提示注射过乙肝疫苗或曾感染过HBV和乙肝恢复期目前HBV已被清除者
3.HBeAg–e抗原	有HBV复制，传染性强
4.抗–HBe–e抗体	HBV复制减少，传染性降低
5.抗–HBc–核心抗体	曾经或正在感染HBV，是诊断急性乙肝和判断病毒复制的重要指标

注：临床上将HBsAg、HBeAg和抗–HBc三者阳性俗称"大三阳"，提示患者具有高度传染性；HBeAg、抗–HBe和抗–HBc三者阳性俗称为"小三阳"，提示患者传染性较低。

测试练习

1.对乙型肝炎病毒感染具有保护作用的是（　　　）

A.抗HBs B.抗HBe C.DNA聚合酶

D.抗核抗体 E. HBsAg

2.HBV感染进入后期与传染减低的指标是（　　　）

A. HBsAg（＋） B.抗–HBs（＋） C. HBeAg（＋）

D.抗–HBc（＋） E.抗–HBe（＋）

第六节　肾功能检查

一、内生肌酐清除率（Ccr）

（一）参考值

80 ~ 120ml/min（成人）。

（二）意义

1.是判断肾小球损害的敏感指标　当肾小球滤过率（GFR）降低至正常值50％时，Ccr测定值可低至50ml/min，但此时血肌酐、血尿素氮测定仍可在正常范围内。

2.评估肾功能损伤的程度　见图4–6–1。

$$
肾功能的损伤
\begin{cases}
肾衰竭代偿期：Ccr 51 \sim 80ml/min \\
肾衰竭失代偿期：Ccr 50 \sim 20ml/min \\
肾衰竭期：Ccr 19 \sim 10ml/min \\
肾衰竭终末期（尿毒症期）：Ccr < 10ml/min
\end{cases}
$$

图 4–6–1　肾功能损伤程度

3.指导临床治疗

（1）Ccr 30 ~ 40ml/min　应限制蛋白质的摄入。

（2）Ccr＜30ml/min　用噻嗪类利尿剂无效，改用袢利尿剂。

（3）Ccr＜10ml/min　袢利尿剂无效，应做透析治疗。

二、血肌酐（Cr）

（一）参考值

全血Cr：88 ~ 177 μmol/L。

血清或血浆Cr：男性53 ~ 106 μmol/L，女性44 ~ 97 μmol/L。

（二）意义

非早期敏感指标，GFR降至正常人1/3时血肌酐才升高。

1.评估肾损害　肾衰竭代偿期Cr＜178 μmol/L；肾衰竭失代偿期Cr 178 ~ 445 μmol/L；肾衰竭期Cr＞445 μmol/L。

2.鉴别肾前性与肾实质性少尿　肾前性Cr≤200 μmol/L；肾实质性Cr＞200 μmol/L。

三、血尿素氮（BUN）

（一）参考值

3.2 ~ 7.1mmol/L（成人）。

（二）意义

非敏感和特异性指标。肾前、肾后、肾性因素均可引起BUN升高。

四、血尿酸（UA）

（一）参考值

男性149 ~ 416 μmol/L，女性89 ~ 357 μmol/L。

（二）临床意义

升高常见于痛风、肾病、妊娠期高血压疾病、白血病、恶性肿瘤等。

测试练习

1.下列关于内生肌酐清除率的叙述，正确的是（　　）

　　A.肾功能严重损害时，开始升高

　　B.高于80ml预后不良

　　C.肾功能损害愈重，其清除率愈低

　　D.肾功能损害愈重，其清除率愈高

　　E.其测定与肾功能损害程度无关

2.血肌酐测定反映的功能是（　　）

　　A.肾小球滤过功能　　　　　　　　B.肾小管排泌功能

　　C.肾小管重吸收功能　　　　　　　D.肾脏调节水液平衡功能

　　E.肾脏调节酸碱平衡功能

第七节　常用生化检查

一、血清电解质

（一）血钾

1.参考值　3.5～5.5mmol/L。

2.临床意义

（1）高钾血症（血钾＞5.5mmol/L）

1）排出减少　如急性或慢性肾衰竭少尿期、肾上腺皮质功能减退症。

2）摄入过多　如高钾饮食、输入大量库存血液。

3）细胞内钾外移增多　如严重溶血、大面积烧伤、挤压综合征、代谢性酸中毒等。

（2）低钾血症（血钾＜3.5mmol/L）

1）摄入不足　如长期低钾饮食、禁食。

2）丢失过多　如频繁呕吐、长期或大量腹泻、胃肠引流、肾上腺皮质功能亢进症、原发性醛固酮增多症、长期应用排钾利尿剂。

3）分布异常　如大量应用胰岛素等。

（二）血钠

1.参考值　135～145mmol/L。

2.临床意义

（1）高钠血症（血钠＞145mmol/L）

1）摄入过多　如输注大量高渗盐水。

2）水分丢失过多　如大量出汗、长期腹泻、呕吐。

3）尿排出减少　如抗利尿激素分泌过多。

（2）低钠血症（血钠＜135mmol/L）

1）胃肠道失钠。

2）尿排出增多　如慢性肾衰竭多尿期、大量应用利尿剂、肾上腺皮质功能减退症。

3）皮肤失钠　如大量出汗、大面积烧伤。

4）消耗性低钠　如肺结核、肿瘤等慢性消耗性疾病。

（三）血钙

1.参考值　2.2～2.7mmol/L。

2.临床意义

（1）高钙血症（血钙＞2.7mmol/L）

1）溶骨作用增强　如甲状旁腺功能亢进症、多发性骨髓瘤等。

2）吸收增加　如大量应用维生素D。

3）摄入过多　如静脉输入钙过多。

（2）低钙血症（血钙＜2.2mmol/L）

1）成骨作用增强　如甲状旁腺功能减退症。

2）摄入不足　如长期低钙饮食。

3）吸收减少　如维生素D缺乏症、手足搐搦症。

4）肾脏疾病　如急性或慢性肾衰竭、肾病综合征。

5）急性坏死性胰腺炎。

6）代谢性酸中毒。

二、血清铁

血清铁异常的发生机制及原因见表5-7-1。

表 5-7-1　血清铁异常的发生机制及原因

	发生机制	原因
血清铁升高	利用障碍	再生障碍性贫血、铁粒幼细胞性贫血
	释放增多	溶血性贫血
	摄入过多	反复输血及铁剂治疗过量
血清铁降低	需铁增加，摄入不足	婴幼儿、青少年、妊娠期及哺乳期女性
	慢性失血	消化性溃疡、慢性炎症、恶性肿瘤、月经过多

三、血糖

（一）空腹血糖（FPG）

1.参考值　3.9～6.1mmol/L。

2.临床意义

（1）生理性升高　餐后1～2小时、高糖饮食、剧烈运动等。

（2）病理性变化

1）血糖升高

①糖尿病。

②内分泌疾病：如甲状腺功能亢进症、嗜铬细胞瘤、肾上腺皮质功能亢进等。

③应激性因素：如颅内外伤等。

2）血糖降低

①胰岛素分泌过多：如胰岛B细胞增生或肿瘤、胰岛素用量过大、口服降糖药过量等。

②对抗胰岛素的激素缺乏：如生长激素、肾上腺皮质激素缺乏等。

③肝糖原储存缺乏：如严重肝病等。

（二）口服葡萄糖耐量试验（OGTT）

1.适应证　①无糖尿病症状，随机血糖或FPG异常；②无糖尿病症状，但有糖尿病家族史；③有糖尿病症状，但FPG未达到诊断标准；④分娩巨大胎儿的妇女；⑤有一过性或持续性糖尿者；⑥原因不明的肾脏疾病或视网膜病变。

2.临床意义

（1）诊断糖尿病　具备以下一项即可：①糖尿病"三多一少"症状，并且空腹血糖≥7.0mmol/L。②具有临床症状，随机血糖≥11.1mmol/L，且伴有尿糖阳性者。③葡萄糖耐量试验（OGTT）2小时血糖≥11.1mmol/L。

（2）FPG＜7.0mmol/L，2hPG 7.8～11.1mmol/L，为糖耐量异常。

（3）确定空腹血糖受损（IFG）　FPG 6.1～6.9mmol/L，2hPG＜7.8mmol/L。

（三）血清糖化血红蛋白（GHb）检测

GHb不受血糖浓度暂时波动的影响，是糖尿病诊断和监控的重要指标。

1.GHb增高　提示近2～3个月糖尿病控制不良，故GHb水平可作为糖尿病长期控制程度的监控指标。

2.鉴别诊断　糖尿病性高血糖GHb增高，应激性高血糖GHb则正常。

四、血脂

（一）血清总胆固醇（TC）

高于6.2mmol/L为增高。

1.增高　常见于动脉粥样硬化所致心、脑血管疾病；甲状腺功能减退症、糖尿病、肾病综合征、吸烟饮酒等。

2.减低　常见于严重肝病、甲状腺功能亢进症、营养不良、恶性肿瘤等。

（二）血清甘油三酯（TG）

参考值0.56～1.70mmol/L。

1.**增高** 常见于动脉粥样硬化、冠心病、肥胖、糖尿病、肾病综合征、甲状腺功能减退症、痛风等。

2.**减低** 常见于甲状腺功能亢进症、肾上腺皮质功能减退症、严重肝病等。

（三）血清脂蛋白

1.**高密度脂蛋白胆固醇（HDL-C）** 与冠心病发病呈负相关，故HDL-C水平高的个体患冠心病的危险性小。其减低常见于动脉粥样硬化、心脑血管疾病、糖尿病等。

2.**低密度脂蛋白胆固醇（LDL-C）** LDL-C水平升高与冠心病发病呈正相关。LDL-C升高是动脉粥样硬化的危险因素之一。

测试练习

1.可防止动脉粥样硬化的发生，与冠心病发病呈负相关的试验是（　　）

A.高密度脂蛋白（HDL）测定

B.低密度脂蛋白（LDL）测定

C.血清总胆固醇（TC）测定

D.血清糖化血红蛋白（GHb）测定

E.血清甘油三酯（TG）测定

2.下列哪项可引起低钾血症（　　）

A.钾输入过多　　　　　B.急性肾功能衰竭　　　　　C.少尿

D.烧伤　　　　　E.严重腹泻、呕吐

3.患者，女，58岁，因视觉障碍入院行血糖检查。空腹血糖8.6mmol/L，餐后2小时血糖为13.8mmol/L，该患者可能为（　　）

A.老花眼　　　　　B.动脉硬化　　　　　C.白内障

D.糖尿病　　　　　E.夜盲症

书网融合……

答案解析

第五章 >> 影像学检查

一、学习目标

▶▶ 知识目标

能够说出X线、CT、MRI、超声成像的基本原理、主要检查方式、图像特点、临床适用范围及各项检查的注意事项。掌握X线在呼吸、循环、消化、泌尿、骨关节运动系统的正常及异常的图像特点。

▶▶ 能力目标

能够根据X线、CT、MRI、超声检查的临床应用价值，结合患者病情，选择合适的检查项目。能够正确识别和分析常见病、多发病的X线图像，为正确诊断疾病及指导治疗提供依据。

▶▶ 素质目标

具有认真负责、严谨细致、实事求是的工作态度，具有良好的沟通能力和团队协作精神，形成一定的临床思维习惯，养成良好的医德素质，关心、爱护尊重患者。

二、重点与难点

（一）重点

1.X线、CT、MRI、超声的临床适用范围及诊断原则。

2.X线在呼吸、循环、消化、泌尿、骨关节运动系统的正常的影像学表现。

（二）难点

1.X线、CT、MRI、超声成像的基本原理。

2.X线在呼吸、循环、消化、泌尿、骨关节运动系统的异常的影像学表现。

第一节 X线、CT、MRI、超声的基本原理与临床运用

一、定义

影像学检查是借助某种介质（如X线、电磁场、超声波等）与人体相互作用，将人体内部组织器官结构、形态及功能等以影像方式表现出来，诊断医师根据影像学提供的

信息（正常影像与异常的对比）进行判断，从而对人体健康情况进行评估的检查手段。

二、分类

影像学检查根据介质的不同及成像原理的不同分为X线、CT、MRI、超声等检查。

1.X线检查 X线是真空管内高速进行的电子流轰击钨靶是产生的。X线具有穿透性、荧光作用、感光作用、电离作用及生物效应。X线成像条件需满足：X线具有一定穿透力；被穿透物体组织结构必须存在厚度和密度的差异；有差别的X线剩余量必须经过载体显像才能获得明暗对比。人体组织结构和器官的密度和厚度的差别是产生影像对比的条件，根据人体组织结构密度的不同，对X线的吸收可分为：高密度影像（骨骼、钙化灶）；中等密度影像（皮肤、肌肉、实质器官、体液等）；低密度影像（脂肪、气体）。X线检查方法包括普通检查（透视及摄影）、特殊检查和造影检查。X线诊断原则为全面观察，具体分析，结合临床，做出诊断。X线诊断步骤：①观察X线片的条件；②按一定顺序观察X线；③熟悉正常，正常变异与异常的区别；④认真观察病理变化情况。

2.CT检查 即计算机体层成像，其原理是用X线束围绕人体具有一定厚度的检查部位旋转，进行层面扫描；通过探测器接受该层面X线转化为可见光后，由光电转化为电信号，再经模拟/数字转为数字信号，输入计算机处理。CT成像的特点：由一定数量的黑到白不同灰度的像素按矩阵排列所构成，不同灰度表示器官和组织对X线吸收程度的不同。CT检查多应用横断面扫描，可分为平扫、造影扫描和造影增强扫描。CT平扫是指不用对比剂的扫描，增强扫描指检查是经静脉注入水溶性有机碘对比剂后再进行检查。CT广泛应用于临床，对于定性诊断存在一定局限性，除脑、肝、胆、胰、脾等脏器疾病外，不宜将CT作为常规诊断手段，应根据成像原理合理选择应用。

3.MRI检查 即磁共振成像，是利用原子核在磁场内发生共振所产生的信号，经计算机重建图像的成像技术。根据人体器官，组织的磁共振信号强度不同，MRI信号强度不同。磁共振成像技术包括脉冲序列、MR脂肪抑制、MR血管成像、MR水成像、MR功能成像和MR波谱成像。MRI检查分为两种基本成像：①反映组织间T1值的差异，称为T1加权成像；②反映组织间T2值的差异，称为T2加权成像。MRI检查就是通过图像上的T1值和T2值的黑白改变进行诊断。MRI对脑、脊髓、骨、软组织，以及肌肉、血管等组织器官有较好的现实效果。

4.超声检查 超声波是一种频率高于人耳听觉范围的声波，通常指频率在20kHz以上的声波。在医学领域，超声波被用于产生人体内部的图像，因为超声波能够穿透身体组织并在遇到不同密度的组织时发生反射，形成回波信号。这些回波信号被超声探头接收并转换成图像，检查者可以通过这些图像来观察人体内部的结构和状态。根据信号的不同可用于检测肿瘤、器官损伤、血管病变等，还可以用于妇产科的产前检查，观察胎儿的发育情况等临床诊断。传统超声成像包括二维超声（B型超声）、M型超声、D型超声（多普勒超声）等。

影像学检查分类见图5-1-1。

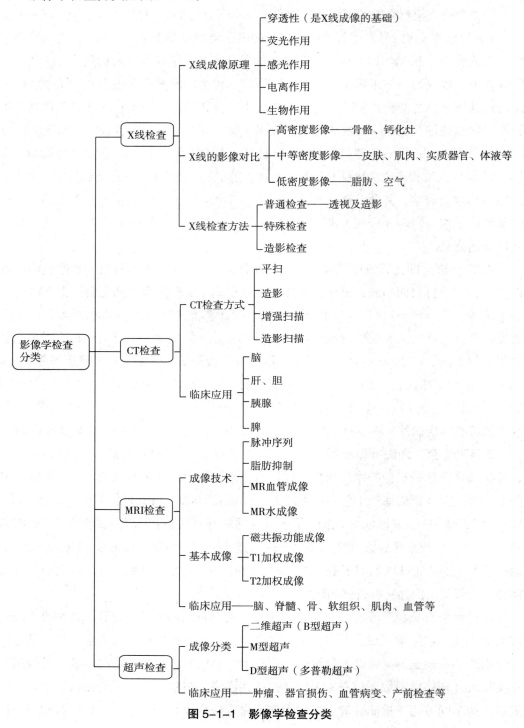

图 5-1-1　影像学检查分类

X线、CT、MRI的区别见表5-1-1。

表 5-1-1　X 线、CT、MRI 检查的区别

对比	X线	CT	MRI
原理	基于X线穿透人体组织,不同组织对X线的吸收程度不同,形成明暗不一的影像	利用X线束围绕人体某一部位连续断面扫描,通过计算机重建得到横断面图像	利用磁场和无线电波脉冲检测氢原子核的磁矩,生成高分辨率的图像
分辨率	较低,尤其是软组织分辨率不高	较高,尤其是对于骨骼和钙化组织	非常高,特别是在软组织如肌肉、韧带、肌腱的成像上
对特定组织的成像效果	骨骼和钙化组织成像好,但对软组织分辨率不高	骨骼和钙化组织成像非常好,对软组织分辨率较高	软组织成像效果最好
适用范围	用于快速检查,如骨折等	适用于需要高分辨率图像的情况,如肺部结节、肿瘤等	适用于软组织疾病诊断,如脑部、脊髓、关节等
成本	较低	中等	较高

测试练习

1.关于X线分析与诊断方面,下列说法不正确的是(　　)

　A.X线诊断是最重要的临床诊断方法之一

　B.对X线图像进行认真细致地观察

　C.密切结合临床资料,分析推理

　D.应注意投照技术条件

　E.强调观察异常征象,对正常征象可以忽略

2.X线成像的基础基于(　　)

　A.荧光效应　　　　　　　B.感光效应　　　　　　　C.电离效应

　D.生物效应　　　　　　　E.穿透性

3.X线在体内各部穿透力,由小到大的排列正确的是(　　)

　A.气体,液体及软组织,脂肪,骨骼

　B.骨骼,脂肪,液体及软组织,气体

　C.气体,脂肪,液体及软组织,骨骼

　D.脂肪,气体,液体及软组织,骨骼

　E.骨骼,液体及软组织,脂肪,气体

4.X线诊断原则是(　　)

　A.根据临床表现　　　　　　B.根据实验室资料

　C.根据X线表现　　　　　　D.强调观察异常征象

　E.密切结合临床资料对X线表现进行综合分析

5.下列组织密度最低的是(　　)

 A.空气   B.水   C.脂肪

 D.血液   E.骨骼

6.下列组织密度最高的是(　　)

 A.空气   B.水   C.脂肪

 D.血液   E.骨骼

7.韧带、肌腱、半月板损伤首选影像检查为(　　)

 A. X线平片   B. CT   C. MRI

 D.超声   E.核医学

第二节　各系统正常及常见疾病的X线表现

因X线的成像特点，可根据人体组织结构密度的不同呈现出明暗不同的影像，通过对明暗的对比，可对人体健康状况进行评估，在临床中常应用于呼吸、循环、消化、泌尿、骨关节系统的疾病诊断。

一、呼吸系统

1.摄影体位　X线摄影是胸部疾病最常用的检查手段，常规摄影体位为正位(后前位)、侧位、斜位、前弓位。

2.正常X线　可见以下表现。

(1)胸廓　胸壁软组织(胸锁乳突肌、胸大肌、乳头及乳房)；骨性胸廓(胸椎、胸骨、锁骨、肩胛骨、肋骨)。

(2)胸膜。

(3)肺

1)肺野　充满气体的两肺在胸片上表现为均匀一致较为透明的区域，称为肺野。肺野通常横向划分为上、中、下三野，纵向划分为内、中、外三带。

2)肺纹理　充满气体的肺野内可见灰白色呈树枝状影，主要由肺动脉、肺静脉组成。

3)肺门　由肺动脉、肺叶动脉、肺段动脉、伴行支气管、淋巴组织及肺静脉构成，位于两肺中野内带第2~4前肋间处，左侧比右侧高1~2cm。

3.呼吸系统常见疾病的基本X线表现

(1)阻塞性肺气肿　肺部透亮度增加。

(2)支气管扩张　肺纹理增多、增粗、紊乱，可见"轨道征"。

（3）大叶性肺炎　充血期表现为肺纹理增多且模糊，实变期表现为炎症累及整个肺叶或肺段呈大片状均匀致密影。

（4）中央型肺癌　多发于段与段以上支气管，随病变发展向肺门淋巴结转移。

（5）周围型肺癌　多发生在段以下支气管，主要表现为肺内球形肿块阴影，边缘不规则呈分叶及短细毛刺状。

二、循环系统

1.摄影体位　心脏常规X线摄影体位包括后前位片、左侧位、右前斜位、左前斜位。

2.正常心脏后前位摄片　成人心胸比的上限为0.5（心胸比例即心脏横径与胸廓横径之比）。

3.循环系统常见疾病的基本X线表现

（1）二尖瓣狭窄　心脏左心房和右心室增大，肺动脉段凸出，心影呈梨形。

（2）主动脉瓣关闭不全　左心室明显增大，升主动脉和主动脉结扩张，心影呈靴形。

（3）心包积液　中等量积液时心影向两侧增大，心缘弧度消失，心外形呈烧瓶状。

三、消化系统

1.消化系统的X线检查　包括普通造影检查及钡餐造影检查。

2.普通检查　包括透视和平片，主要用于急腹症如胃肠穿孔、肠梗阻及不透光的异物等。

3.造影检查　可根据病情要求进行包括食管至结肠的检查，观察其形态及功能变化。

4.消化系统常见疾病的基本X线表现

（1）胃溃疡　龛影是胃溃疡诊断的直接征象。

（2）十二指肠溃疡　球部龛影或球部变形是十二指肠溃疡诊断的直接征象。

（3）胃癌　上消化道钡餐可见胃内不规则充盈缺损；胃腔狭窄，胃壁僵硬；胃黏膜破坏、中断、消失；肿瘤区蠕动消失。

（4）胃穿孔　立位X线透视或腹部平片见两侧膈下有弧形或半月形透亮气体影，多见于胃肠急性穿孔。

四、泌尿系统

1.检查方式　泌尿系统X线检查的检查方式包括腹部平片、静脉尿路造影、逆行尿路造影、肾血管造影和排尿性膀胱尿道造影等。

2.泌尿系统常见疾病的基本X线表现

（1）肾结石　平片检查表现为肾门区的高密度影，密度可均匀一致，形态可为类圆、类方、三角形、鹿角状、珊瑚状及桑葚状，其中分层、桑葚状及鹿角状高密度影均为肾结石的典型表现。

（2）输尿管结石　腹部平片典型者呈米粒至枣核大小的卵圆形致密影，边缘多毛糙不整，长轴与输尿管走行一致。

（3）膀胱结石　膀胱结石多为阳性结石，平片即可显示，表现为耻骨联合上方圆形、横置椭圆或多角状致密影，结石常随体位改变有一定活动度，而膀胱憩室内结石偏于一侧且位置固定。

五、运动系统

1.检查方式　运动系统X线检查方式包括平片、透视、关节造影。

2.骨骼的基本变化　包括骨质疏松、骨质软化、骨质破坏、骨质增生硬化、骨膜增生、骨内与软骨内硬化、骨质坏死、矿物质沉积、骨骼变形、骨骼软组织病变。

3.关节基本变化　包括关节肿胀、关节破坏、关节退行性改变、关节强直、关节脱位。

4.运动系统常见疾病的基本X线表现

（1）骨折　即骨的续性中断。X线表现：骨皮质连续性中断；骨小梁断裂、扭曲；骨折透亮线；骨折断段成角；骨折断端移位；旋转移位；碎裂小骨片；局部软组织肿胀。

骨折分类：根据骨折线贯穿程度分为完全性骨折与不完全性骨折；根据骨折线形态分为青枝骨折、横形骨折、斜形骨折、螺旋骨折、粉碎骨折、压缩骨折；根据骨折原因可分为疲劳性骨折及病理性骨折。

（2）关节脱位　以肩、肘关节脱位最常见。

测试练习

1.胸部疾病首选影像学检查方法为（　　）

    A.透视　　　　　　　　　　B.X线摄影　　　　　　　　C.超声

    D.CT　　　　　　　　　　　E.MRI

2.正常胸片上构成肺纹理的结构主要为（　　）

    A.肺动脉　　　　　　　　　B.肺静脉　　　　　　　　　C.支气管

    D.淋巴管　　　　　　　　　E.神经

3.肺气肿形成的原因主要为（　　）

    A.支气管不完全性阻塞　　　B.支气管完全性阻塞　　　　C.炎性渗出

    D.肺水肿　　　　　　　　　E.肺损伤

4.在胸部平片上，中央型肺癌最有诊断意义的X线征象是（　　）

　　A.肺门阴影增大增浓　　　　　　B.肺门区肿块

　　C.阻塞性肺气肿　　　　　　　　D.阻塞性肺不张

　　E.阻塞性肺炎

5.胆囊阳性结石首选影像检查是（　　）

　　A.透视　　　　　B.摄片　　　　　C. CT　　　　　D. B超　　　　　E. MRI

6.急性胰腺炎首选影像检查是（　　）

　　A.透视　　　　　　　　　　B.摄片　　　　　　　　　　C. CT

　　D.B超　　　　　　　　　　E. MRI

7.腹内实质性脏器病变宜首先（　　）

　　A.透视　　　　　B.摄片　　　　　C. B超　　　　　D. CT　　　　　E.血管造影

8.乳腺癌筛查首选影像检查是（　　）

　　A.X线平片　　　　　B. CT　　　　　C. MRI　　　　　D.超声　　　　　E.乳腺钼靶

9.大叶性肺炎多见于（　　）

　　A.青壮年　　　　　　　　　　B.老年人　　　　　　　　　　C.婴幼儿

　　D.青少年　　　　　　　　　　E.儿童

10.二尖瓣型心脏常见于（　　）

　　A.主动脉瓣狭窄　　　　　　B.高血压型心脏病　　　　　　C.肺心病

　　D.先心病　　　　　　　　　E.风心病

11.胃肠道穿孔的主要X线征象是（　　）

　　A.胃泡增大，胃膈间距增大

　　B.膈下游离气体

　　C.麻痹性肠梗阻

　　D.肠管充气扩张

　　E.气液平出现

12.患者，男，45岁。心悸、气短8年。结合X线平片影像，此诊断为（　　）

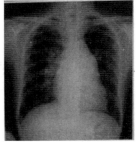

　　A.主动脉型心

　　B.普大型心

　　C.胸腔积液

　　D.二尖瓣型心

　　E.肺癌

13.患者，女，35岁。胸部不适2周。结合X线平片影像，此诊断为（　　）

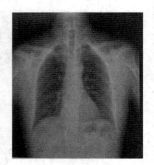

    A.气胸

    B.肺炎

    C.肺结核

    D.正常胸片

    E.肺癌

14.患者，女，26岁。咳嗽3天，伴胸闷。结合X线平片影像，此诊断为（　　）

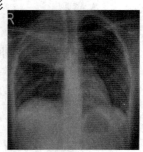

    A.肺癌

    B.大叶性肺炎

    C.肺结核

    D.正常胸片

    E.气胸

15.患者，男，18岁。憋气1小时。结合X线平片影像，此诊断为（　　）

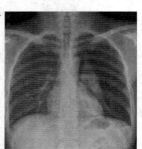

    A.正常胸片

    B.肺炎

    C.肺结核

    D.气胸

    E.肺癌

16.患者，女，35岁。胸痛3天。结合X线平片影像，此诊断为（　　）

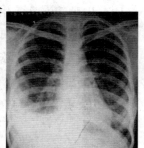

    A.胸腔积液

    B.肺炎

    C.肺结核

    D.气胸

    E.肺癌

17.患者，女，29岁。发热伴咳嗽2周。结合X线平片影像，此诊断为（　　）

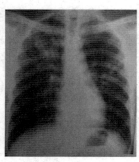

    A.胸腔积液

    B.肺炎

    C.肺结核

    D.气胸

    E.肺癌

18.患者，男，75岁。胸部不适2个月。结合X线平片影像，此诊断为（　　）

A.胸腔积液

B.肺炎

C.肺结核

D.气胸

E.肺癌

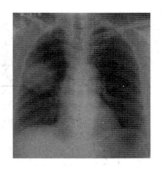

19.患者，男，38岁。发热伴有咳黄臭脓痰2周，感觉右侧胸痛、气促。结合X线平片影像，此诊断为（　　）

A.胸腔积液

B.肺炎

C.肺结核

D.气胸

E.肺癌

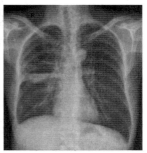

20.患者，男，65岁，咳嗽2个月，咯血3天。结合X线平片影像，此诊断为（　　）

A.胸腔积液

B.肺炎

C.肺结核

D.气胸

E.肺癌

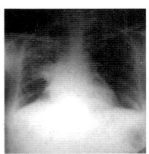

书网融合……

答案解析

第六章 > 心电图检查

一、学习目标

▶▶ 知识目标

能够说出心电图的概念、心电图检查的基本原理及临床应用。能够熟练掌握正常心电图各波段波的命名、临床意义、测量方法及正常范围。能正确描述心电图的导联连接和描记方法。能够识别常见疾病异常心电图的表现。

▶▶ 能力目标

能够正确指导患者进行心电图检查前准备。能够独立、规范地完成心电图检查。具有正确阅读、分析常见异常心电图检查结果的能力。

▶▶ 素质目标

具有良好的人际沟通能力，能够与患者及家属进行沟通、取得患者配合。关爱生命，保护患者隐私，尊重患者的价值观、文化习俗、个人信仰和权利，具有耐心、细致的工作态度和全心全意为人民健康服务的专业精神。

二、重点与难点

（一）重点

1.心电图的正确检查方法及测量方法。

2.正常心电图各波段的临床意义。

3.心电图各波段改变的临床意义。

（二）难点

常见异常心电图的识别和分析。

第一节　正常心电图

一、心电图各波段的命名

心电图（ECG）各波段的命名及意义见表6-1-1。

表 6-1-1　心电图各波段的命名及意义

心电图波段	意义
P波	心房除极
QRS波群	心室除极的整个过程
T波	心室快速复极
P-R间期	心房开始除极至心室开始除极的时间
Q-T间期	心室除极与复极的全过程所需的时间

二、常规心电图导联连接

常规心电图导联连接方式见图6-1-1。

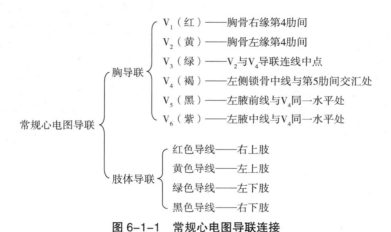

V_1（红）——胸骨右缘第4肋间
V_2（黄）——胸骨左缘第4肋间
V_3（绿）——V_2与V_4导联连线中点
V_4（褐）——左侧锁骨中线与第5肋间交汇处
V_5（黑）——左腋前线与V_4同一水平处
V_6（紫）——左腋中线与V_4同一水平处

胸导联

常规心电图导联

肢体导联
红色导线——右上肢
黄色导线——左上肢
绿色导线——左下肢
黑色导线——右下肢

图 6-1-1　常规心电图导联连接

三、心电图的测量与正常数据

（一）心电图的测量

当测量时走纸速度为25mm/s时，两条纵线之间（每一个小格横向）代表0.04秒；当标准电压为1mV的时候，两条横线之间（每一小格的纵向）代表0.1mV。

1.心率的测量　一个P-P间期或P-R间期的时间/60=心率（次/分）

2.正常心电图的波形特点与正常值　见表6-1-2。

表 6-1-2　正常心电图的波形特点

波形	正常值
P波	在Ⅰ、Ⅱ、aVF、V_4~V_6导联向直方，aVR导联倒置。时间一般<0.12秒，振幅肢体导联<0.25mV，胸导联<0.2mV
P-R间期	一般为0.12~0.20秒
QRS波群	时间大多<0.11秒。自胸导联V_1~V_6导联R波逐渐增高，S波逐渐降低，肢体导联Ⅰ、Ⅱ导联QRS波主波方向向上，aVR导联的QRS波群主波高向下

续表

波形	正常值
ST 段	在任意导联（除 aVR）ST 段下移不超过 0.05mV，V_1、V_2 导联上抬不超过 0.3mV，V_3 导联不超过 0.5mV，$V_4 \sim V_6$ 导联不超过 0.1mV
T 波	T 波方向常与 QRS 波群主波方向一致。除 Ⅲ、aVL、aVF、$V_1 \sim V_3$ 导联外，T 波振幅不得低于同导联 R 波的 1/10
Q-T 间期	正常范围是 0.32 ~ 0.44 秒
u 波	T 波出现之后的一个很小的波，发生机制不明。u 波明显升高见于低钾血症，倒置见于高血压和冠心病

3. 正常心电图表现　见图 6-1-2。

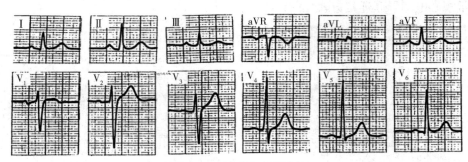

图 6-1-2　正常心电图表现

测试练习

1. 关于胸导联电极的安放，下列哪项不正确（　　）

　　A. V_1——胸骨右缘第 4 肋间

　　B. V_2——胸骨左缘第 4 肋间

　　C. V_3——V_2 与 V_4 连线中点

　　D. V_4——左第 5 肋间锁骨中线处

　　E. V_5——左第 5 肋间腋中线处

2. 在心电图上 P 波反映的是（　　）

　　A. 窦房结除极　　　　　　　　B. 窦房结复极　　　　　　　C. 心房除极

　　D. 心房复极　　　　　　　　　E. 房室结除极

3. 心房除极产生（　　）

　　A. P-R 段　　　　　　　　　　B. U 波　　　　　　　　　　C. Ta 波

　　D. P 波　　　　　　　　　　　E. QRS 波

4. 窦性心律是指激动起源于（　　）

　　A. 心房　　　　　　　　　　　B. 心室　　　　　　　　　　C. 窦房结

　　D. 结间束　　　　　　　　　　E. 房室结

5.常规心电图导联应包括（　　）

A.肢体导联和单极加压肢体导联

B.胸导联 V_1 ～ V_3

C.胸导联 V_1 ～ V_9

D.肢体导联和单极加压肢体导联、V_3R、V_4R、V_5R

E. Ⅰ、Ⅱ、Ⅲ、aVR、aVL、aVF、V_1 ～ V_6 导联

第二节　异常心电图

一、心房、心室肥大

心房、心室肥大心电图特点见图6-2-1。

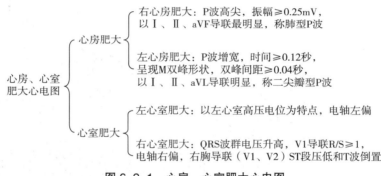

图 6-2-1　心房、心室肥大心电图

二、心肌缺血和心肌梗死

（一）心肌缺血和心肌梗死的心电图

心肌缺血和心肌梗死的心电图表现见表6-2-1，图6-2-2至图6-2-4。

表 6-2-1　心肌缺血和心肌梗死的心电图表现

疾病	部位或时期	心电图特点	备注
心肌缺血	心内膜下心肌缺血	高大T波	典型心肌缺血发作显示缺血导联ST段水平或下斜压低≥0.1mV
	心外膜下心肌缺血	倒置T波	
心肌梗死	超急性期	高大T波，ST段上斜或弓背抬高	急性心肌梗死目前检测和用药相对及时，可不呈现典型心电图改变
	急性期	ST段呈弓背向上型抬高，R波振幅降低或丢失，出现病理性Q波或QS波	
	近期（亚急性期）	抬高的ST段逐渐恢复，坏死型Q波仍然存在	
	愈合期（陈旧期）	ST段、T波恢复或低平，坏死型Q波仍然存在	

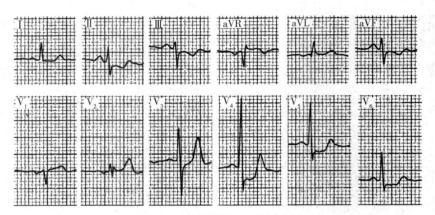

图 6-2-2　心肌缺血心电图表现

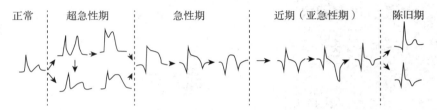

图 6-2-3　心肌梗死各时期心电图表现

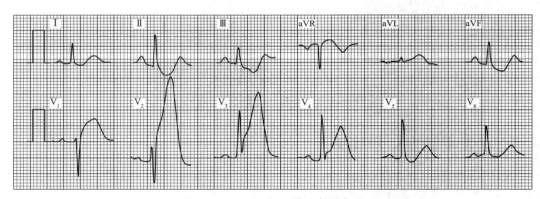

图 6-2-4　心肌梗死的心电图表现

（二）心肌梗死的定位诊断

心肌梗死的定位诊断见表 6-2-2。

表 6-2-2　心肌梗死的定位诊断

导联	心肌梗死部位	导联	心肌梗死部位
Ⅱ、Ⅲ、aVF	下壁	$V_1 \sim V_5$	广泛前壁
Ⅰ、aVL、V_5、V_6	侧壁	$V_7 \sim V_9$	正后壁
$V_1 \sim V_3$	前间壁	$V_3R \sim V_6R$	右心室
$V_3 \sim V_5$	前壁		

三、心律失常

（一）心律失常的分类

心律失常可分为激动起源的异常、激动传导的异常以及激动起源和传导异常同时存在三种情况。

（二）窦性心律失常

1.窦性心动过速　窦性心律，频率超过100次/分。

2.窦性心动过缓　窦性心律，频率低于60次/分。

3.窦性心律不齐　窦性心律，PP间期差值超过0.12秒。

（三）常见心律失常

常见心律失常心电图特点见图6-2-5至图6-2-11。

心律失常
- 期前收缩
  - 室性期前收缩：出现QRS-T波前没有相关的P波，相应QRS波宽大畸形，超过0.12秒，出现期前收缩的两个窦性P波之间距离等于正常2倍PP间期
  - 房性期前收缩：出现异位P′波，形态与窦性P波不一致，P-R间期大于0.12秒，无QRS宽大畸形
- 异位性心动过速
  - 阵发性室上性心动过速：频率160～250次/分，节奏快且规律，QRS波形态正常，发生突发突止
  - 室性心动过速：宽大QRS波，频率140～200次/分，节律略有不齐，QRS波宽大超过0.12秒，多发生于器质性心脏病变的疾病
- 扑动与颤动
  - 心房扑动：正常P波消失，取而代之为大锯齿形的F波，波间无电位线，间隔规则，频率240～350次/分，心室律规则
  - 心房颤动：临床上常见的心律失常，P波消失，取而代之为大小不规则的f波，频率350～600次/分，心室律绝对不齐，QRS波不增宽
  - 心室扑动：无正常QRS-T波，频率200～250次/分
  - 心室颤动：心电图QRS-T波完全消失，出现大小不等、不均匀的低小波，频率200～500次/分

图 6-2-5　常见心律失常心电图特点

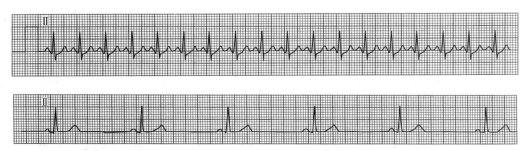

图 6-2-6　窦性心律失常心电图

（上图为窦性心动过速，下图为窦性心动过缓心电图）

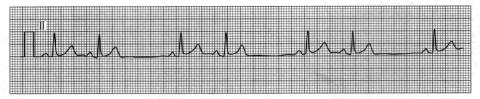

图 6-2-7　房性期前收缩二联律心电图

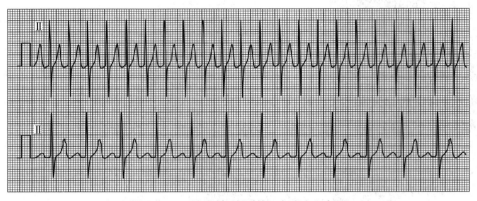

图 6-2-8　阵发性室上性心动过速心电图

（上图为室上性心动过速发作时，下图为恢复窦性心律时心电图）

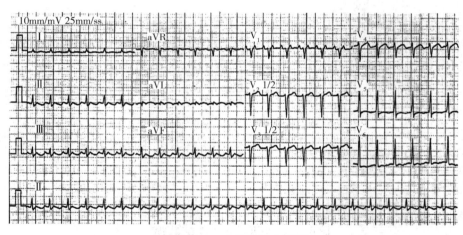

图 6-2-9　心房扑动心电图

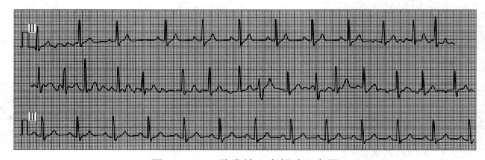

图 6-2-10　阵发性心房颤动心电图

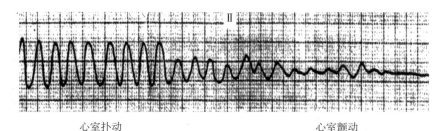

心室扑动　　　　　　　　　　　　　　　　　心室颤动

图 6-2-11　心室扑动和心室颤动心电图

（三）心脏传导阻滞

1.窦房传导阻滞　P-P间期逐渐变小，直到出现一次漏搏，最长的PP间期是最短P-P间期的2倍，为二度Ⅰ型窦房传导阻滞。

2.房室传导阻滞

（1）Ⅰ度房室传导阻滞　P-R间期超过0.20秒。

（2）二度Ⅰ型度房室传导阻滞（文氏现象）　P波规律出现，P-R间期逐渐延长，直到P波下行后无相应QRS波群，漏搏后P-R间期缩短，之后又延长，反复出现。

（3）二度Ⅱ型房室传导阻滞　P-R间期固定，部分P波后无QRS波群，连续两次或两次以上出现QRS脱漏。

（4）三度房室传导阻滞（完全性房室传导阻滞）　P波与QRS波群无相关性，心房率快于心室率。

测试练习

1.心肌梗死的心电图表现在$V_1 \sim V_5$导联，提示梗死部位为（　　）

A.前间壁　　　　　　　　　B.广泛前壁　　　　　　　　　C.下壁

D.高侧壁　　　　　　　　　E.正后壁

2.下列哪种心律失常为最严重的致死性心律失常（　　）

A.多源频发室性早搏　　　　　　B.阵发性室性心动过速

C.多源频发房性早搏　　　　　　D.心室颤动

E.心房颤动

3.下列不支持房性期前收缩的心电图指标是（　　）

A.提前出现的P波　　　　　　B.P波形态与窦性P波略有不同

C.QRS波群宽大畸形　　　　　D.P-R间期≥0.12秒

E.代偿间歇不完全

4.心房纤颤的心电图指标，下列哪项不正确（　　）

A.P波消失，代之为f波　　　　B.f波频率为350～600次/分

C.心室率规则　　　　　　　　D.QRS波群形态同窦性心律

E.V_1的f波导联最明显

5.关于室性早搏的心电图改变，正确的是（　　）

A.提早出现一个增宽变形的QRS波群

B.QRS时限<0.12秒

C.T波方向与主波方向相同

D.均为不完全性代偿间歇

E.早搏的QRS波前常有P波

6.心电图诊断心房颤动最重要的依据是（　　）

A.出现异常的P波　　　　　　B.P波消失

C.R-R期间绝对不规则　　　　D.QRS形态不一致

E.双向P波

7.急性心肌梗死的特征性心电图表现为（　　）

A.Q波>0.03秒　　　　　　　B.Q波振幅>同导联R波1/5

C.T波倒置>0.2mV　　　　　 D.异常Q波伴ST段弓背抬高

E.ST段压低>0.1mV

8.二度Ⅰ型房室传导阻滞的心电图特征为（　　）

A.P-R间期≥0.20秒

B.P-R间期≥0.12秒

C.P-R间期恒定

D.P-R间期逐渐延长，直到一个P波后无QRS波群

E.P-R间期逐渐缩短

书网融合……

答案解析

第七章 〉诊断方法与病历书写

一、学习目标

▶▶ **知识目标**

能概述临床诊断步骤及思维方法，列举诊断原则与注意事项，辨析诊断失误原因；掌握病历种类、内容、格式及记录要点，明确病历书写要求，阐释其意义与法律规范。

▶▶ **能力目标**

能全面收集并分析临床资料，进行初步诊断；在指导下完成病史采集、体检及辅助检查分析；能系统整理资料，书写格式规范、表述清晰的完整病历；熟练书写各类病程记录。

▶▶ **素质目标**

能以专业知识有效沟通，赢得患者配合；心理及身体条件佳；人际关系和谐，团队合作卓越；工作严谨负责，以人为本，尊重患者的价值观、文化习俗、个人信仰，体现人道主义精神，全心全意服务大众健康。

二、重点与难点

（一）重点

1.临床诊断的步骤。

2.诊断思维中应注意的问题。

3.病历书写的种类、内容与格式。

4.病历中各种记录的内容要点。

5.病历书写的基本要求。

（二）难点

1.诊断思维中应注意的问题。

2.病历书写的内容。

3.病历中各种记录的内容要点。

第一节　临床诊断

一、临床诊断的步骤

1.临床资料的获取　调查研究，收集资料。

（1）手段　病史采集、体格检查、实验室检查及其他检查。

（2）要求　真实性、系统性、完整性。

2.综合分析并提出诊断　归纳分析，形成印象。

（1）根据　病史、体格检查结果、实验室检查、器械检查结果、诊疗经过。

（2）结合　已学的理论知识、以往的临床经验。（初步诊断）

3.确立或修正诊断　进一步检查（针对性），验证性治疗，客观观察病情变化（确诊）。

二、临床诊断的思维方法

临床诊断的思维方法是检查者在认识、判断和治疗疾病等临床实践中所采用的一种逻辑推理方法，是将疾病的一般规律应用到判断特定个体所患疾病的思维过程。

临床诊断的思维方法包括以下几种：

1.推理　获得临床资料—推理—形成诊断。

2.求证　获得诊断信息—得出临床印象—获取更多诊断信息—证实诊断。

3.对照　获得诊断信息—对照诊断标准—形成诊断。

4.一证定论　获得特异性诊断信息—肯定或排除某个诊断。

5.经验再现　获得诊断信息—经验再现—形成诊断。

三、诊断思维的基本原则

常见病及多发病优先原则、"一元论"原则、器质性疾病优先原则、可治性疾病优先原则、实事求是原则、个体化原则、循证原则、动态性原则、整体化原则。

四、诊断思维中应注意的问题

掌握诊断思维的基本原则；避免临床思维误区；正确理解现象/本质、主要/次要、局部/整体、共性/个性、典型/不典型的关系；注意个体差异的特殊性。

五、常见诊断失误的原因

1.病史采集不完整、不准确。

2.观察、体检不细致。

3.过分依赖实验室检查。

4.缺乏正确的临床思维方法。

5.医学知识、临床经验不足。

6.症状、体征不明显。

7.伪病。

测试练习

1.疾病诊断过程中，下列临床思维错误的是（　　）

    A."多元论"原则　　　　　　B."一元论"原则　　　C.器质性疾病优先原则

    D.常见病、多发病优先原则　　E.可治性疾病优先原则

2.下述哪项不属于常见诊断失误的原因（　　）

    A.病史资料不完整、不准确　　B.体查不细致、不全面

    C.医学知识不足　　　　　　　D.主观臆断

    E.患者欠合作

3.下述哪项不属于临床诊断思维需注意的问题（　　）

    A.现象与本质　　　　　　　B.主要与次要　　　　C.临床表现与主诉

    D.局部与整体　　　　　　　E.典型与不典型

第二节　病历书写

一、病历书写的定义

病历书写是按照规范化格式，对整个医疗行为进行客观、真实、完整、及时、准确的记录，是医疗工作的重要环节。

二、病历书写的重要意义

1.医学资料的搜集、保存、传递和共享。

2.医疗活动的原始记录和临床诊疗的重要依据。

3.临床医学思维的训练和培养。

4.处理医疗纠纷、进行医疗鉴定等的重要法律依据。

三、病历书写的基本要求

1.内容真实，书写及时。

2.格式规范，项目完整。

3.用词恰当，表述准确。

4.字迹工整，修改规范。

5.注重法律，尊重权利。

四、病历书写的内容和格式

（一）门（急）诊病历的内容和格式

1.门（急）诊病历首页（封面）　门诊病历封面必备信息包括：姓名、性别、出生日期、民族、婚姻状况、职业、工作单位、住址、药物过敏史、身份证号码及病历编号。填写时需详尽无误，年龄不得以"成人"或"儿童"替代。针对意识障碍、精神病、创伤患者及儿童就诊，病历需记录陪同者姓名及其与患者的关系，必要时附上陪同者详细信息。

2.门（急）诊病历记录

（1）初诊病历记录　包括就诊时间、科别，主诉、现病史、既往史，阳性体征，必要的阴性体征和辅助检查结果，诊断及治疗意见；医师签名等。

（2）复诊病历记录　重点记录上一次诊治后患者病情变化，药物使用及效果，前一次就诊后各种实验室及器械检查结果，需安排的进一步检查及治疗等。

（3）急诊留观记录　急诊患者因病情需要留院观察期间的记录，应重点记录观察期间病情变化和诊疗措施，记录要简明扼要，并注明患者去向。

（4）门（急）诊抢救记录　抢救危重患者时，应及时书写抢救记录，抢救结束后6小时内须据实完成补记，内容及要求按照住院病历抢救记录要求执行。

（二）住院病历的内容和格式

1.完整住院病历　包含一般项目、主诉、现病史、既往史、系统回顾、个人史、婚姻史、月经史、生育史、家族史，体格检查，辅助检查，病历摘要，初疗诊断。

2.入院记录　住院病历的简要形式，应简明扼要、重点突出，要求在患者入院24小时内完成。

3.再次入院记录　患者因同一种疾病再次或多次入住同一医疗机构时书写的病历。

五、病历中各种记录的内容与格式

1.病程记录：包含首次病程记录、一般病程记录、上级医师查房记录。

2.会诊记录。

3.转科记录。

4.手术相关记录：包含术前小结、术前讨论记录、麻醉术前访视记录、麻醉记录、手术记录、手术安全核查记录、手术清点记录、术后首次病程记录、麻醉术后访视记录。

5.出院记录。

6.死亡记录。

7.临床病例讨论记录。

8.医嘱单。

9.转院病历摘要。

10.病案首页。

六、病程记录举例

首次病程记录

2024年5月7日09：45

（一）病例特点

1.女性，55岁。

2.主诉"间歇性上腹痛1年，伴恶心、呕吐3天"。

3.表现为餐后上腹部疼痛，疼痛为持续性，可放射至背部，伴恶心、呕吐，呕吐物为胃内容物，无咖啡样物质，无明显缓解因素。近3天症状加重，伴有食欲减退，体重下降。

4.否认糖尿病、肝病病史，无家族遗传病史。

5.查体：T 36.8℃，P 72次/分，R 20次/分，BP 130/80mmHg，神志清楚，坐位，无黄疸，腹部平坦，无腹壁静脉曲张，肝脾肋下未触及，Murphy征阴性，肠鸣音正常，双下肢无水肿。

6.辅助检查：腹部超声示胆囊壁毛糙，胆总管轻度扩张，未见明显结石影；胃镜检查提示慢性胃炎，未见溃疡及肿瘤。

（二）诊断和诊断依据

1.初步诊断 慢性胆囊炎，慢性胃炎。

2.诊断依据 中年女性，间歇性上腹痛，餐后加重，伴有恶心、呕吐，体重下降，腹部超声提示胆囊壁毛糙，胆总管轻度扩张，胃镜检查提示慢性胃炎。

（三）鉴别诊断

本病例需与胃溃疡、胰腺炎、胆石症等进行鉴别。胃溃疡常有周期性、节律性上腹痛；胰腺炎可有剧烈腹痛、血清淀粉酶升高；胆石症可有胆绞痛、黄疸等症状；结合辅助检查结果，可排除上述疾病。

（四）诊疗计划

1.进一步完善各项辅助检查，包括血常规、肝肾功能、电解质、血脂、空腹血糖、肿瘤标志物等。

2.给予低脂饮食，避免刺激性食物；予抗炎、解痉、抑酸、促胃肠动力治疗。

3.根据检查结果调整治疗方案，必要时考虑手术治疗。

4.密切观察病情变化，注意有无并发症出现。

李华

2024年5月7日11：00

　　入院后予以抑酸、促胃肠动力治疗后，患者自述症状有所缓解，未再出现呕吐，食欲有所恢复。查体：腹部无压痛，肠鸣音正常。复查血常规、肝肾功能、电解质、血脂、空腹血糖均在正常范围内，肿瘤标志物未见异常。根据患者病情及检查结果，继续当前治疗方案，加强营养支持，定期复查，观察病情变化。

李华

七、病历内容排列顺序

（一）患者住院期间病历排列顺序

1.体温单（逆序排）。

2.医嘱单（逆序排）。

3.入院记录（再次或多次入院记录）。

4.病程记录（顺序排）。

5.知情同意书。

6.辅助检查报告单（顺序排）。

7.病重（危）患者护理记录（顺序排）。

8.行政文件（外单位来信、来函）等。

（二）患者出院后病历排列顺序

1.住院病案首页。

2.出院记录。

3.入院记录（再次或多次入院记录）。

4.病程记录（顺序排）。

5.知情同意书。

6.辅助检查报告单（顺序排）。

7.医嘱单（顺序排）。

8.体温单（顺序排）。

9.病重（危）患者护理记录（顺序排）。

10.行政文件（外单位来信、来函）等。

测试练习

1.关于病历书写，不正确的是（　　）

　　A.入院记录需在24小时内完成

　　B.出院记录应在患者出院后24小时内完成

　　C.转入记录由接收科室医师于患者转入后24小时内完成

　　D.转出记录由原住院科室医师书写

　　E.手术记录凡参加手术者均可书写

2.关于病程记录书写，下列哪项不正确（　　）

　　A.症状及体征的变化　　　　　　　B.体检结果及分析

　　C.各级医师查房及会诊意见　　　　D.每天均应记录一次

　　E.临床操作及治疗措施

3.关于主诉的写作要求，下列哪项不正确（　　）

　　A.记录每个症状的持续时间

　　B.按发生的先后次序列出

　　C.当患者无症状（体征）时，"发现血糖升高1个月"可作为主诉

　　D.不可以用病名作为主诉

　　E.文字精练，术语准确

书网融合⋯⋯

答案解析

参考文献

［1］刘惠莲，张彦芳.诊断学［M］.2版.北京：人民卫生出版社出版，2024.

［2］杨峥.诊断学基础［M］.5版.北京：人民卫生出版社出版，2023.

［3］曹聪云，周齐艳.诊断学［M］.北京：人民卫生出版社出版，2019.

［4］陈红莲，张丽丽，李素君.诊断学［M］.北京：高等教育出版社出版，2023.

［5］詹华奎.诊断学［M］.5版.北京：中国中医药出版社出版，2021.

［6］詹华奎.诊断学基础［M］.3版.上海：上海科学技术出版社出版，2019.

［7］韩清华，孙健勋.内科学［M］.8版.北京：人民卫生出版社出版，2019.

［8］龙明，张松峰.外科学［M］.8版.北京：人民卫生出版社出版，2018.

［9］谢幸，孔北华，段涛.妇产科学［M］.8版.北京：人民卫生出版社出版，2018.

［10］王卫平，孙琨，常立文.儿科学［M］.8版.北京：人民卫生出版社出版，2018.

［11］肖海鹏，路易斯 F 洛冯.实习医生手册［M］.北京：人民卫生出版社出版，2024.

［12］医师资格考试指导用书专家编写组.2023临床执业助理医师资格考试医学综合指导用书［M］.北京：人民卫生出版社出版，2022.

［13］医师资格考试指导用书专家编写组.2023临床执业助理医师资格考试实践技能指导用书［M］.北京：人民卫生出版社出版，2022.

［14］医师资格考试指导用书专家编写组.2024临床执业助理医师资格考试医学综合指导用书［M］.北京：人民卫生出版社出版，2024.

［15］医师资格考试指导用书专家编写组.2024临床执业助理医师资格考试实践技能指导用书［M］.北京：人民卫生出版社出版，2024.